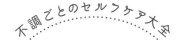
不調ごとのセルフケア大全

おうち養生

きほんの 100

CoCo美漢方 **田中友也** 著

くぼあやこ／イラスト

おうち養生 のすすめ

　この本には、中国の伝統医学（＝以後「中医学」）の考えを中心に、おうちで無理なく続けられる、やさしい「養生」のヒントを集めました。

　ここ数年、毎日ツイッターで、養生のヒントをつぶやいてきたところ、その反応から、たくさんの方々が「なんとなく不調」を抱えたまま暮らしていらっしゃることを痛感してきました。

　「朝スッキリ起きれない、だるい」「雨が降ると頭が痛くなる」「休んでも疲れがとれない」などなど。不調はある意味、健康生活へ軌道修正するためのサインともいえます。そういうサインを受けたとき、自分の体と心の状態や、なぜ不調が続くのか、知ることが養生への意識を高めてくれます。

　仕事に育児に、介護に、日々を忙しくしている人たちが、不調の芽を早めに摘み、自分の体と心をいたわるためのヒントが、この本にはたくさん詰まっています。

　養生は、毎日の食事や生活習慣にほんのちょっと、健康に良いことをプラスする、「幸せに長生きするためのコツコツ貯金」のようなものです。自分を慈しむ「養生時間」を、楽しみながら積み重ねていただけたら幸いです。

CoCo美漢方 田中友也

この本の 使い方 について

1. この本は最初から読まなくても大丈夫です。気になる不調があったら、そのつど該当のページから読んでみてください。

2. ご紹介している不調の養生については、おうちでできるセルフケアを前提としています。
   中医学の情報を中心に、一般的に良いとされる健康の知恵も含まれています。「やってみたい」「おもしろそう」と感じた養生から試してみてください。

3. 不調の症状によっては、中医学的な「体質タイプ」から養生策をご紹介しています。自分の「体質タイプ」を知っておくと、「どうして不調になりやすいのか？」などと掘り下げて考え、食事や生活スタイルを見直すきっかけにもなります。
   さらに不調の傾向がわかれば、「病気になりにくい」体質も目指しやすくなります。
   ぜひ巻末の、もっと養生②「体質チェック」を確認してみてください。

4. 不調にいいツボを随所でご紹介しています。肩のまわりや足など、部位によって集中ケアをしたい場合は、巻末の、もっと養生⑦のツボまとめMAPをご参考にしてください。

5. 本文を読んでいるうちに、「体を守る衛気ってなに？」「どうしてこれが効くの？」などと、「中医学」に興味がわいてきたら、序章の「おうち養生のはじめ」、コラム、巻末の「もっと養生」のお話を読んでみてください。

◎ご注意
＊不調の症状については、必ずその症状があらわれるとするものではありません。あくまで可能性の1つとしての症状と養生のヒントになります。
＊養生の効果には個人差があります。すべての方に効果があるとは限りません。
＊養生に紹介しているレシピは1つのアイデアです。味つけなど好みで自由にアレンジしてください。
＊妊娠中の方、特定の疾患や何らかの治療を受けている方は、養生を行う前に医師や専門の医療機関へご相談ください。
　また、養生が体に合わない場合、心身に異常や不快を感じた場合は、ただちに中断してください。
＊本書の情報は2020年8月時点のものです。それ以降に、新しい見地が発表される場合もあります。

＼ Yojyo ／ Contents

体を守る
バリア機能「衛気」が
とにかく大事!

「衛気」ってなに?

セルフケアの第一歩は、「わたしの体は、わたしが守る」意識を持つことです。

その守りの心強い要として、意識したいのが「衛気」です。

衛気は、中医学でいうと、生命を維持している「気(エネルギー)」の一種であり、人間にとって大切な免疫力にまつわるものです。

衛気は目にみえないものですが、イメージとしては右図のように、わたしたちの体の表層をカバーして、邪気(外からやってくる病因)から守ってくれるバリア機能のようなものです。

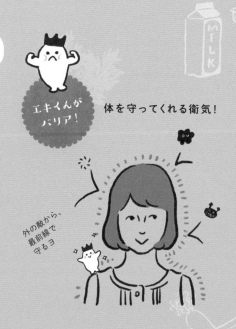

エキくんがバリア!

体を守ってくれる衛気!

外の敵から、最前線で守るヨ

「衛気」の働き

　衛気には、体の表層にある、おもに皮膚や鼻、気管支などの粘膜細胞を強化し、守る働きがあります。健康な状態なら、外からの邪気（たとえばウイルスや花粉症など）が、体の中へ侵入しようとしても衛気のバリアパワーでブロックされています。

　衛気が不足すると、衛気の守りが弱まり、外邪（外からの邪気）が体の中へ簡単に侵入しやすく＝不調になりやすいわけです。敵が体内に侵入してから戦いを始めると、回復にたくさんのエネルギーを使うので、厄介なことになります。

　さらに衛気には次のような働きもあるとされています。

① 内臓を温め、体温を維持する。
② 皮膚や体毛を潤し、ハリやツヤを与える。
③ 汗腺の開閉をコントロールし、発汗を
　 調節する。
④ 気候などによる温度変化、環境に対する
　 適応力や調整力。

　上記のような理由から、不調を予防して「病気になりにくい人」になるには、衛気の強化がキーワードになってくるのです。

「衛気の不足」になると

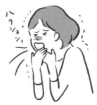

風邪をひきやすい

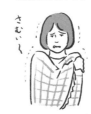

寒がりで体温調節が苦手に

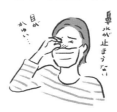

花粉症やじんましん
などアレルギー体質に

「衛気の不足」チェック

　体を冷やしたり寝不足だったり、現代の生活習慣は、「衛気不足」を招きやすく、それが不調のもとだったりしています。
　あなたの体の衛気が不足していないか、下のリストでチェックしてみましょう。

☐ 一年を通して風邪をひきやすい

☐ 厚着していないのに、汗がダラダラでる

☐ 疲れやすい、息切れしやすい

☐ 肌のツヤや弾力がない

☐ 咳込むことが多い

☐ 喉が弱く、喉が痛くなりやすい

☐ 鼻が年中ぐずぐず、鼻水(鼻づまり)がでやすい

☐ 体温がもともと低い

☐ 前に比べると寒がりになってきた

☐ 冷房が苦手で、冷え症

☐ 冷たい風に当たるとすぐ体調を崩す

☐ アトピー性皮膚炎や花粉症などアレルギー体質である

「衛気をチャージする養生習慣」

1. 朝は起きたら日光に当たり、温かい物を口にする

目覚めたら朝日を浴びてお日様のエネルギーをいただき、体内時計を整える。寝起きの体には、白湯など体温より温かい物で胃腸を温めよう。

2. 食事は腹八分目で、よく噛んで食べる

暴飲暴食を避けて、腹八分目で胃腸に休息を与えて。一口ごとに30回を目安によく噛むと唾液の出が良くなり、胃腸の消化負担を減らせる。

3. 気づいたときに深呼吸する

呼吸は体のデトックス。まず吐き切ることを意識して。ストレスがあると、つい呼吸が浅くなりがちなので、気づいたときに深呼吸をしよう。

4. 寝る前には「スマホ断ち」

新陳代謝を促し、自然治癒力を高めてくれる睡眠時間を大切に。いい睡眠をとるためには「スマホ断ち」をして、心がやすらぐ時間を持とう。

5. 旬の食材で、バランスのいい食生活

「肥甘厚味」（脂っこい、甘い、味つけの濃い）を好む生活は、胃腸の働きを弱める。偏食を改め、米食や発酵食など胃腸にやさしい食生活に。

6. 適度に体を動かす

体を動かすことで血の巡りが良くなり冷えの解消や、ストレス発散にも。本格的な運動でなくても、仕事の合間のストレッチや、通勤ついでに歩くなど足を動かそう。

7. お風呂に浸かる

シャワーではなく湯船に浸かろう。お湯に浸かることで、血行促進をし、内臓の働きも活性化、リラックス効果から良い睡眠にもつながる。

生命を支える
「気・血・津液（水）」
のこと

体をつくる基本要素って？

　中医学では、気・血・津液（水）と呼ばれる3つの要素が、体の中を巡って、それによって心身の健康が保たれていると考えられています。

　気・血・津液（水）は食べ物からの栄養分と、肺から摂り入れた空気（清気）によって生まれます。

　気・血・津液（水）には、それぞれ働きに特徴があり（右図）、体内の臓器が、正常に機能するには、気、血、津液（水）がバランス良く巡っていることが重要になります。どれかが滞ったり、過不足があったりすると、不調や病気を招くと考えられています。

気・血・津液（水）のバランス

　気・血・津液（水）は、体を支える3つの大黒柱。3つがしっかり協力してバランス良く循環することで、健康な状態をキープ。どれか1つでも過不足があると均衡が崩れ、不調の状態へ。

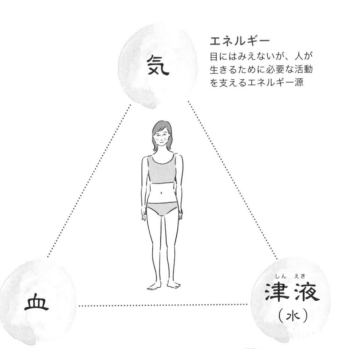

気

エネルギー
目にはみえないが、人が生きるために必要な活動を支えるエネルギー源

血

血液・栄養
血液および、血液によってもたらされる栄養

津液（水）
しん　えき

潤い
血液以外のすべての体液（汗、唾液、胃液など）で、体を潤すもの

気・血・津液(水)の働きをみる

　3つの柱は次のような働きを担っています。どの働きが弱まり滞ったりしやすいかは人によって違い、そこから体質がわかります。気・血・津液(水)の働きを物差しとして、大きく8つの体質に分類できます。

気の働き

　元気の「気」であり、簡単にいうと、目にみえない「生命エネルギー」や「人が生きていくために必要な活動を支えるエネルギー」のことです。「気遣う」「気が合う」「気持ち」など日本語には気の付く言葉がたくさんあり、昔から日本人は気と深くつながっていました。

　気には、おもに6つの働きがあります。

① 臓器の働きを調節したり血液や経絡の巡りを促進する
② 体を温める
③ 免疫機能
④ 汗や出血などで体液や血液が外へ漏れ出るのを防ぐため「留める」
⑤ 体の物質を代謝して様々な物質に相互転換させる
⑥ 体に栄養を与えて、五臓六腑などがしっかり機能できるようにする

＊気が不足している状態→「気虚」(P.238)
＊気が滞っている状態→「気滞」(P.239)

血の働き

「血」は文字通り「血液」をあらわしますが、西洋医学でいう血液とは少し違った意味になります。

① 身体を栄養する
② 潤す
③ 精神活動をささえる

「血」が充実していれば筋骨はたくましく、関節はスムーズに動き、顔色もツヤがあり、視界もハッキリとし、皮膚にも潤いがあり、爪も丈夫で、髪の毛もツヤやかで、気持ちも安定します。

＊血が不足している状態→「血虚」(P.240)
＊血が滞っている状態→「瘀血」(P.241)

津液 (水) の働き

津液(しんえき)は、気や血に比べるとあまり聞きなれない言葉で、日本では「水(すい)」と表現されることもあります。

津液は、胃液やリンパ液、汗や唾液など血液以外の体液をあらわします。もっと厳密にいうと「津(しん)」と「液(えき)」の性質がそれぞれあります。「津」はサラサラとした液体で、皮膚や粘膜などの表面上の潤いを保つものです。「液」はネバネバした液体で、おもに骨・関節・臓腑・脊髄・脳などに潤いを与えるものです。

① 乾燥を防ぐ
② 栄養を与える
③ 熱や興奮を抑制する

＊津液が不足している状態→「陰虚」(P.242)
＊津液が滞っている状態→「痰湿」(P.243)

自分の 体質(傾向)を知る

気・血・津液(水)が起こす不調

　気・血・津液(水)の３つは、歯車のようにバランスよく働くことで生命を維持しています。どれか１つでも不足があるとバランスが崩れ、不調が生じやすくなります。
　例えば次のような症状があります。

「気が不足」すると

☐ 疲れやだるさがでやすくなる

☐ 体を温める働きが弱まり冷え症になりやすい

☐ 免疫機能が低下して風邪をひきやすくなる

☐ 「留める」働きが弱り、過剰な発汗や内出血、
　　女性の場合は不正出血などが起きやすくなる

「血が不足」すると

□ 貧血やめまいがしやすい
□ 顔色が暗い
□ 皮膚や髪などに乾燥の症状が出る
□ 爪が割れやすい
□ 不眠や不安感、物忘れしやすい

＊「血」は月経のある女性ととても関係が深く、生理痛・生理不順・PMS・不妊症などのトラブルの原因になることもある。

「津液(水)が滞る」と

□ 肌がたるみがち
□ 髪のツヤが不足する
□ 口内が乾燥しやすい
□ アレルギーがでやすい

　この本の中でも、不調の原因として、よく「気の不足」「血の巡りの悪い」「潤い不足」といった表現がでてきます。

　とくにストレスフルな現代生活で多いのが、気と血の不足から起こる不調です。

　気は血をつくるエネルギー源で、血の栄養分は気の原料になるもので、気が不足すれば血も足りなくなります。気と血の働きに注視することも、不調をなくすキーワードといえます。

不調の体質タイプ

中医学では、冷え症などの不調を治すにしても、体質が違えば、治し方が違うとお伝えしています。体質については、「気・血・津液（水）」のバランスや症状などから、下記のようにタイプをみたてます。自分の体質を知ることは、不調をなくす近道で、原因や改善策がたてやすくなります。

＊あくまで簡易チェックになりますが、巻末「体質チェック」で、一度チェックしてみてください。

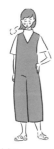

気虚タイプ
気（エネルギー）が不足している。元気不足。
→P.238

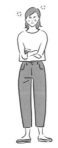

気滞タイプ
気の巡りが悪い。イライラしがち。
→P.239

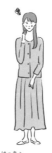

血虚タイプ
血（栄養）が不足。血の働きが弱まっている。
→P.240

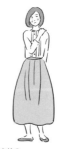

瘀血タイプ
ドロドロ血で流れにくい。血が滞っている。
→P.241

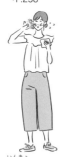

陰虚タイプ
水分が不足している。潤いが不足している。
→P.242

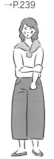

痰湿タイプ
水分代謝が悪い。むくみやすい。
→P.243

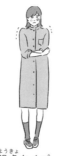

陽虚タイプ
体を温める力が不足している。寒がり。
→P.244

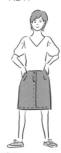

陽盛タイプ
体に熱が過剰になっている。暑がり。
→P.245

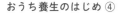
おうち養生のはじめ ④

「五臓」の
バランスでみる不調

「五臓」ってなに?

　中医学の「五臓」とは、「肝(かん)」、「心(しん)」、「脾(ひ)」、「肺(はい)」、「腎(じん)」の5つのことで、本書にたびたび登場します。これは西洋医学の内臓名のようですがそのままイコールではなく、もっと広義な意味のカテゴリー。これら5つの臓腑は、臓器だけでなく、生命活動に必要な働きや広い機能として捉えて、5つに分類されたものです。

　五臓は、それぞれが作用し合っているところがあり、他の臓腑や、目や耳など体の各部位ともリンクして、正常な働きを保っています。たとえば肝は、気や血の巡りを良くする働きがあり、目や自律神経とつながりが深いとされています。肝が弱ってしまうと、生理不順になったり、イライラなど精神の不安定が生じやすくなります。五臓のバランスが崩れると不調が起こりやすくなります。

　中医学では、慢性的な不調については、五臓のどこかが弱っていると考え、気・血・津液(水)の3つとも合わせて、注意が必要です。

＊五臓の働きは、食べ物や感情、季節と密接につながって、不調改善のヒントになります。詳細は、コラム「五臓を養う五味」(→P.130)、「五臓と季節の養生」(P.168)、巻末の資料(→P.246)へ。

五臓のバランス

「肝・心・脾・肺・腎」の 5 つが、それぞれの働きを持ち、お互いに、補強したり抑制したり、影響し合いながら健康な状態をキープ。どれか 1 つの働きに過不足があると均衡が崩れ、不調の状態へ。

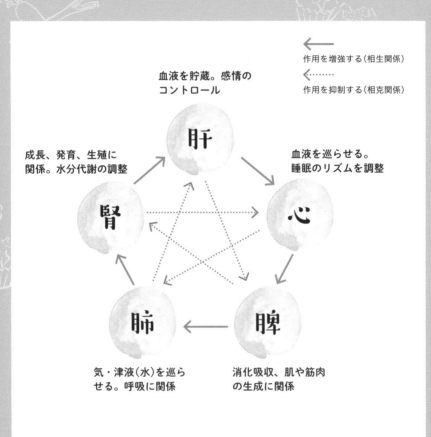

作用を増強する（相生関係）

作用を抑制する（相克関係）

血液を貯蔵。感情のコントロール

肝

血液を巡らせる。睡眠のリズムを調整

心

成長、発育、生殖に関係。水分代謝の調整

腎

気・津液（水）を巡らせる。呼吸に関係

肺

消化吸収、肌や筋肉の生成に関係

脾

Yojyo

おうち養生
001〜100

001

「慢性頭痛、偏頭痛」

 頭痛は、中医学でみると、体外に要因がある「急性の頭痛」、
体内に要因がある「慢性の頭痛」の2タイプで、次のような特徴があります。
① 急性の頭痛は、風邪や湿気などの邪気(病因)が
入ってくることで起こり、ズキズキ、ガンガンする強い痛みが特徴。
② 慢性の頭痛は、キリキリと刺すような痛み、
重く締めつけられるような痛みが多く、偏頭痛などもこのタイプ。

 慢性頭痛のおもな原因は、体内に滞りが発生して
「気血」(エネルギーと栄養)の流れの悪さが痛みの症状にあらわれます。
ストレスや運動不足、睡眠不足など生活の不摂生などが要因で、
ドロドロ血や水分代謝の低下、脳にとって大事な
「陽気」(体を温めるエネルギー)の不足などからも頭痛を起こします。
つまり頭痛は頭だけの問題ではなく、体全体の不調が原因と考えて、
頭痛が起きにくい生活への改善が必要になります。

 他にも、生理のときや低気圧のときの頭痛、長時間のパソコンワーク
などIT機器疲れから眼精疲労をともなう緊張型の頭痛もあります。

 頭痛の予感がしても「早めに薬飲んでおこう〜」と気軽に鎮痛剤を
飲まないで。薬に依存すると「薬物乱用頭痛」に陥ることも。

ストレスため込み頭痛の改善ヒント

特徴

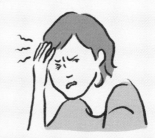

- ストレスや緊張、不安などで「気」の流れが滞ると起こる「気滞」タイプの頭痛で、お仕事モードのときだけ、あるいはお休みモードのときだけ頭痛がしたり、女性に多い偏頭痛がこのタイプ。
- 疲れ過ぎるとシクシク、ズキズキと痛む頭痛。ため息、目の奥が痛む、気持ちが不安定などの症状もみられる。

対策

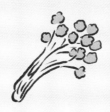

- 気の巡りを良くする食材を積極的に摂ろう。
- レバー、春菊やクレソン、パクチーなどの香草類、柑橘類、梅干し、ミントやカモミールなどのハーブティー、緑茶など。

習慣

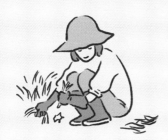

- 疲れをため込まないように、とにかくストレス発散＆リラックスで気を巡らせよう。
- 休日に海山の美しい景色や、天然温泉などで自然のエネルギーを吸収して。ガーデニングなどで草むしりをして土に触れるのも有効。
- ラジオ体操、太極拳、ヨガなど、ゆったりと体を動かす運動を習慣に。
- 頭痛サインを感じたら、外出や人ごみなど、光や騒音の刺激のある場所を避けて休息を。ぬるめのお風呂に浸かって、睡眠を十分にとろう。

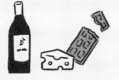

チョコレート、チーズ、赤ワインなど「チラミン」という成分が入った食材は、頭痛を誘発するので避けよう。

002

「慢性疲労」

「しんどい」「だるい」「疲れた」が口癖になっていたら、
「休んでほしい」という体からのサインです。
「慢性疲労」は、検査しても異常がないけど、
「ずっと疲れている」長期的な疲労で、病気になる手前の「未病」の状態。
根性で頑張っていると、後で大きく体調を崩すことにも。

慢性疲労を中医学的にみると、おもな要因としては次の3つ。
①「気」のエネルギーが不足している「気虚」
②血（栄養）が不足している「血虚」
③生命エネルギーの源「腎」の働きが低下している
改善策としては、自分の体質（体質チェックP.238〜245）に合った養生で、
不足や衰えを補う食べ物、生活習慣などを意識して摂り入れてみましょう。

慢性的な疲労があると、睡眠をとっても疲れが残りやすくなり、
さらに疲労がかさんで心身ともに「なんか調子が悪い」状態が続きます。
仕事や育児、介護などの忙しさから疲れやすくなっている人は、
まずできる範囲で、心身をいたわってあげること。
疲労をやわらげる食材（右ページ）や、
倦怠感や疲労感に効く足裏のツボ「湧泉」（P.123）のマッサージを
とり入れたり、疲労を助長する冷え症の改善（P.28）も有効です。

疲労をやわらげる食材

 Food 疲れを感じたときの食事に、栄養ドリンクの主成分・タウリンを含んでいる魚介類、牡蠣、タコ、イカ、ホタテ、アサリ、エビなどを摂り入れよう。

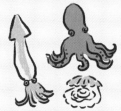

ヘトヘトな日は、栄養ドリンクじゃなく、天然のタウリン豊富な魚介が◎。海の幸の恵みでパワーを回復しよう。

NG 疲れたときの「これダメ！」

栄養ドリンクは「元気の前借り」！極端にいえば栄養ドリンクは「砂糖たっぷりのコーヒー」。カフェインと糖の力で脳を覚醒させるので、瞬間的に無理はできても、そのぶん疲労がたまることに。

ガッツリ焼肉で力をつけよう！脂っこい料理や濃い味つけの物は消化吸収に時間がかかって、胃腸の負担に。かえって疲労感を増してしまうことも。「焼肉神話」は脳がみせるイメージ、幻と知ろう。

間違った養生は手放そうね〜

ひどい疲れを感じる日は

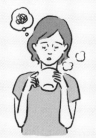 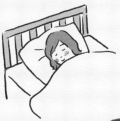

Do!

- お粥や野菜スープなど温かくてあっさりした食事ですませて、10分でも早めにベッドで休もう。

- リラックスする呼吸（P.228）や入浴（P.234）、質のいい睡眠（P.50）などで、「疲れがたまりにくい」暮らし方を目指そう。

NG 長風呂や熱いお風呂、サウナでリフレッシュは逆効果。たくさん汗をかくとエネルギーを使うので、20分以上の半身浴も避けよう。

003

「疲労回復にいいツボ」

 慢性の疲労、倦怠感には、足の膝下にある「足三里」。
松尾芭蕉の「奥の細道」にも
「長旅の疲れを癒やすために三里のツボに灸をすえる」と
いうふうに記されるほどメジャーで最強のツボです。

 足三里は、胃の気を補う作用があるとされるツボ。
疲れを癒やす他に、足のむくみや下半身の重だるさ、
胃腸の不調、食欲減退に効くとされています。

 足三里に組み合わせるとより効果的なのが、
おへそ近くにあるツボ「気海」。
生命活動の原動力となる「気」が集まるツボで、
冷え症にもおすすめです。

元気が湧いてくるお腹&足のツボ

● 3〜5秒押す→休むを繰り返す。ツボあたりをカイロなどで温めてもいい。全身が温まるとコンディションが整いやすく、元気を取り戻せる。

【気海】のツボ押し

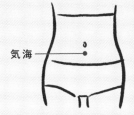

気海

おへそから指1本半くらい下にある。冷え症にも効果がある。

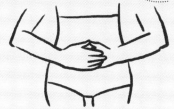

ツボを湯たんぽで温めると全身ポカポカに

デリケートなお腹のツボは、指でぐっと押すのはNG。両手を重ねて、手のひら全体で、やさしく圧をかける。

【足三里】のツボ押し

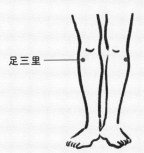

足三里

膝のお皿の外側下にある窪みから、指4本下あたり。

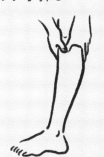

ここを押して痛いと胃腸が弱っているかもよ〜

息を吐きながら、親指などで強めに押す。左右を各10回程度やってみよう。

004

「冷え症」

 基本として、健康体温の理想は「36.5℃」とされ、
35度台であれば「冷え」の状態です。

 冷え症のタイプは複数ありますが、中医学的にはおもに次の
3タイプの冷えが多くみられます。
タイプごとに養生食（右ページ）を摂り入れて改善しましょう。
① 血の巡りが良くない「瘀血」タイプの冷え
② エネルギー・栄養が不足の「気血不足」タイプの冷え
③ 体を温める「陽」のエネルギー不足の「陽虚」タイプの冷え

 冷え症改善には、服装で体の外側から、食べる物などで
体の内側からと、2方向の温め養生があります。
すでに冷え症なのに、日頃の生活習慣でさらに悪化させていることも
少なくありません。今やっている冷える習慣を除きつつ、
普段から「冷やさない工夫」（右ページ）で温めましょう。

 冷えは「万病のもと」。冷えが招く不調は、
頭の先から足の先までたくさん。逆に、冷えがなくなり
体が温まることが、全身の不調つぶしの近道にもなります。

冷え症をやわらげるタイプ別の食材

「瘀血」タイプの冷え

特徴

● 普段から肩こりや頭痛、生理痛などがある。体の隅々に温かい血が巡らず、手や足先など末端が冷えやすい傾向。

Food 対策

● 瘀血を改善する食材を食べよう。

● 体を温める玉ネギ、ニラ、ニンニク、生姜など。黒キクラゲ、黒ごま、黒豆、昆布などの「黒い食材」(P.247)。他に、チンゲン菜、青魚、納豆、酢、紅茶など。

「気血不足」タイプの冷え

特徴

● ストレスを感じやすく、貧血、疲れやすい。生理や出産、睡眠不足、胃腸が弱っているときに冷えが強くなる傾向。

Food 対策

● 気血不足を改善する食材を食べよう。

● 米、長いも、カボチャなど。トマト、にんじん、クコの実など「赤い食材」(P.247)。黒キクラゲ、黒ごま、昆布などの「黒い食材」(P.247)。他に、緑黄色野菜、カツオ、豚肉など。

「陽虚」タイプの冷え

特徴

● 高齢者や慢性疾患を持つ人、虚弱体質の人、病後で体力が落ちている人に多くみられる。外からの寒気が体に入りやすく、体の中に内寒も生じやすく、より冷えを強く感じる傾向。

Food 対策

● 陽気不足を改善する食材を食べよう。

● 体を温めるラム肉、牛肉、エビなど。辛味のあるニラ、紫蘇、生姜、ネギなど。香りスパイスの山椒、八角、クローブなど。他に、チャイ、葛湯、味噌汁など。

NG

冷えの大敵

・ジュース、刺身などの冷えた飲食物の過食。
・薄着や素足の出る衣服、きつい下着など。
・長時間の座った姿勢での作業。
・強いストレス、無理なダイエット、喫煙。

冷やさない5つの工夫

① 白湯(P.32)、スープや温野菜など火を通した飲食物を常食に。胃腸を冷やさない。

② 体を内から温めたいときは陽性の食品を摂り入れよう。「陽性食材」にんじん、カボチャ、黒豆、卵、エビ、鮭、味噌、生姜、シナモン、黒砂糖など。

③ 体を温める服装を心がけて(P.31)。

④ こまめに体を動かす習慣を！ 血行アップして陽気と血液が全身に届く。

⑤ 入浴は夏でもシャワーより湯船に浸かろう。

体がポカポカになるジンジャーティー

すりおろした生姜を紅茶に。黒糖やはちみつを入れてもOK。

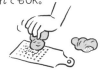

005

「隠れ冷え症」

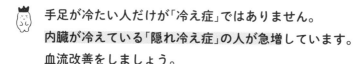

手足が冷たい人だけが「冷え症」ではありません。
内臓が冷えている「隠れ冷え症」の人が急増しています。
血流改善をしましょう。

内臓の冷えで用心したいのが「夏冷え」。
これによって「夏太り」する危険も！
夏冷えで血液の循環が悪くなる→胃腸の「内臓冷え」が起こる→
冬と勘違いして脂肪をため込もうとする→夏太り！

手足や顔がほてって「暑がり」と感じている人も、
じつは内臓が冷えていることも。
冷えにより基礎代謝が低下していて、
熱の供給がアンバランスになる、「冷えのぼせ」の可能性があります。

大事な仕事の場面など、ストレスを強く感じたときは、
血管が収縮して手足が冷たくなりがち。
そんなときは深呼吸を数回すると、血管がほっと緩み、
血流が一時的に改善し、手足も少し温まります。

「隠れ冷え症」をチェックしよう

3つ以上のチェックがあったら「冷え症」を自覚しよう!

- ☐ お腹を触ると、他の皮膚より冷たく感じる
- ☐ 手足が冷たいのに、頬がほてることがある
- ☐ 胃腸が弱い
- ☐ 冷たい飲み物をよく飲む
- ☐ 肌がくすみやすく、目の下にクマができやすい

- ☐ 平熱が35度台
- ☐ 入浴は湯船に浸からず、シャワー派
- ☐ 生理が重い
- ☐ ストレスを感じやすい
- ☐ 首や肩のこりがひどい

「3首(首、手首、足首)」を冷やさない

- ● 衣服で体を冷やさないことが最優先! とくに足首は脂肪が少なく、血流も届きにくい場所なので冷えやすいところ。

- ● 夏は暑いから裸足でいい、なんて油断せずに。室内は冷房で冷えるので、生足はNG、家の中でも靴下を。

- ● 「足を組む」クセも意識して直して。血液やリンパの流れが悪くなり、冷えやむくみの原因になる。

温めポイント「3首」

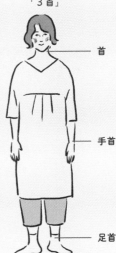

首

手首

足首

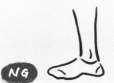

アキレス腱が出る短丈ソックスは避けて。

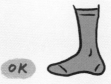

足首をカバーできる丈のソックスがベター。

006

「冷えを改善する朝の白湯（さゆ）」

 寝起きに水シャワーを浴びれば体はビックリしますが、
それは胃腸も同じこと。
朝一番は、温かい白湯を少しずつ飲んで、
やさしく胃腸を起こし、体の芯から温めましょう。

 汗をかいた寝起きの体は軽い脱水状態。
そこに冷えた水をたっぷり飲むと、
胃腸はガツンと冷え込みます。
常温水も、体温と比べると20℃近く違うことを知っておいて。
逆に体温に近い白湯なら、内臓に負担なく、
代謝も上がって冷えにくくなります。

 朝だけでなく普段から冷たい飲み物を白湯に変えてみると、
胃腸は元気に！ 次のような効用が期待できます。

白湯の効用　① 冷え症を改善
　　　　　　② 胃腸の働きを活性化
　　　　　　③ 基礎代謝アップ
　　　　　　④ デトックス作用 (便秘、むくみ解消)
　　　　　　⑤ 美肌効果 (ニキビや乾燥肌の予防)
　　　　　　⑥ リラックス効果
　　　　　　⑦ 血流改善

「朝の白湯」で冷えとり生活しよう

Food

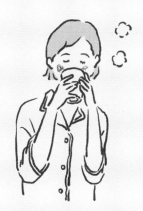

● 朝にコップ一杯、沸かした湯を飲むことを習慣づけよう。時間がない！という朝は電気ポットや電気ケトルでも。毎日続けていると体調などで味わいが違ってくる。

● モーニングコーヒーが習慣なら、白湯→コーヒーの順に。コーヒーは眠気覚ましのプラス作用はありつつ、基本的にカフェインの摂り過ぎは胃腸の弱い人にはマイナスに。

正しい「白湯」の作り方

「白湯」とはいったん沸騰させた湯を適温に冷ましたもの。この作り方だとおいしいので、お試しを。

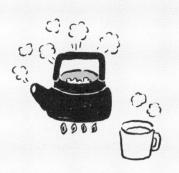

① やかんに水を入れ、沸騰するまで強火で沸かす。

② やかんの蓋を取り、大きな泡が出るくらいの火力にして、3〜10分その状態を維持する。

③ 火を止め、50℃くらいになるまで自然に冷ませば完成！「すすり飲む」感じで、湯をゆっくりと喉に通して。

 ホットコーヒーの飲み残しをなんとなく飲んでいない？ 冷めたコーヒーは胃腸を冷やしてしまうので要注意。

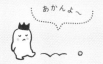
あかんよ〜

007

「冷え、生理痛、 更年期にいいツボ」

 女性にとって一番大切なツボとされるのが、
肝・腎・脾の３つの大事な経絡(エネルギーの通り道)が交わった「三陰交」。
健康長寿の重要なツボ「足三里」の女性版として、
「女三里」といわれるほど。

 もし無意識に足首を組んでいたら、
体が冷えから「三陰交」を守ろうとしており、
すなわち「体が冷えてきた」最初のサインともされます。

 三陰交と合わせて刺激したいツボが「血海」。
文字通り、「血」の働きに有効なツボで、
血液の滞りを解消してくれます。

 背中にあるツボ「命門」もまた、名称通りに大事なツボです。
中医学では「命の炎の種火は、命門に宿る」といわれています。
この命門が冷えると、命の種火が弱まってしまうことにも。
普段から、ここを温めると冷え症予防になります。

冷え、婦人病に効く足のツボ

 ● 息を吐きながら親指でゆっくり押して。3〜5秒ずつ押す→休むを繰り返す。日頃から刺激しておくと冷えの悩み解消に。

【三陰交】のツボ押し

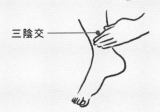

三陰交

足の内くるぶしから指4本くらい上で、すねの骨のキワにある。

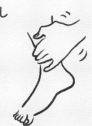

骨のキワに沿って親指を動かして刺激を感じるところを押して。

【血海】のツボ押し

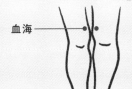

血海

足膝の内側で、膝の皿から指3本くらい上あたり。足を伸ばしたときにできるくぼみの上端にある。

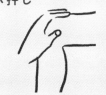

息を吐きながら親指の腹でゆっくり押そう。

【命門】のツボ押し

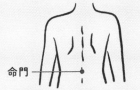

命門

腰の背中側で、簡単にいうと、おへその真裏。骨盤の一番上の際から数えて2つ目の背骨のへこみ。

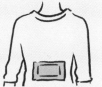

左図でツボの位置にあたりをつけて、カイロを貼っておこう。

体が冷えているときは、ツボ自体も冷たいので刺激しても効きが弱め。お風呂あがりなど体が温まっているときが◎

035

008

「ウイルス感染予防」

 風邪やインフルエンザ、そして新型コロナなどによるウイルス疾患を、
中医学では「外邪(病因)」の侵入によるものと考えます。

 中国最古の医学書『黄帝内経』には「正気存内、邪不可干」
(体にしっかり正しい気が存在していれば、邪気(ウイルスや病気)は
侵入することはできない)という言葉があります。

 肺は、「気」の生成と深い関わりを持つ臓器です。
さらに肺は呼吸器系の機能だけでなく、
体の防衛力である衛気(P.8)を高める働きも担っています。
肺の機能が低下すると、ウイルスから体を守っている衛気も弱まり、
ウイルスが体内に入り込みやすくなるわけです。

 風邪をひきやすかったり、疲れやすいといった症状を感じる人は、
とくに肺の養生を意識して。肺の機能を高めることで、
衛気＝防衛力を高めることがウイルス予防に有効です。

 「生命力の源」といわれる「腎」の機能を高めることは、
病気を寄せつけない根本的な抵抗力アップにつながります。
とくに慢性疾患を持つ人や高齢者は腎が衰え、
抵抗力が落ちている状態。感染症でも重症化に注意が必要です。

感染予防に、肺・胃腸・腎を整える食材

肺を潤して補強する食材

● 山いも、梨、豆腐、白キクラゲ、ゆり根、白ごまなど「白い食材」(P.247)、りんご、みかん、はちみつなど。

● 生姜、ネギ、紫蘇、唐辛子などを少し摂って。

腎の働きを強化する食材

● 黒豆、黒ごま、黒キクラゲ、牡蠣、シジミ、海藻類など「黒い食材」(P.247)。

● くるみ、松の実、アーモンド、クコの実など木の実類。

● 山いも、銀杏、エビ、ニラ、椎茸、ラム肉、鰻、シナモン、紅茶など。

胃腸の働きを整える食材

● もやし、八角、生姜、春雨、ゴーヤ、イチジク、バナナなど余分な水分を排出する食材。

● トウモロコシ、カボチャ、じゃがいも、りんご、山いも、エビ、栗など自然の甘味を持つ食材。

感染症予防におすすめ紅茶&梅

〇
紅茶うがい

紅茶は、体を温める、精神を安定させるリラックス作用、利尿作用などの働きがある。高い殺菌作用もあるので、うがいに使って、ウイルス感染の予防に役立てよう。

作り方
① 紅茶の茶葉小さじ約1/3に、1/2カップの熱湯を注いで、20分ほどおく（必ず熱湯を使用して）。
② ①の紅茶液を、水で2〜5倍に薄めて、うがい液に。

＊ティーバッグでもOK。

〇
焼き梅干し

「医者殺し」ともいわれる梅干し。焼くことでさらに「万病の薬」に。「ムメフラール（焼き梅干し、梅肉エキスにしかない成分）」は血液をサラサラにし、殺菌や胃の保護作用もあるため、ウイルス感染予防にも。

作り方
フライパンや焼き網で焦げないように転がしながら素焼きに。トースターならアルミホイルに梅干しをのせて10〜20分ほど焼く。

ウイルスから身を守る予防養生

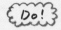 ウイルス感染症は、守りこそが最大の養生。とにかく「かからない」ようにすることが大事。食事、手洗い・うがい、外出時にはマスクや暖かい衣服など、日頃の生活から心がけて予防する習慣を身につけましょう。

毎日の予防7つのポイント

1. 外出後の手洗い、うがいを忘れずに。
洗顔や洗髪も効果あり。

正しい手洗い

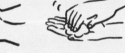

① 水で手を濡らし、石鹸を手にとる。

② よく泡立てて、手のひらを洗う。

③ 手の甲を伸ばすように洗う。

④ 指先・爪の間も念入りに洗う。

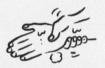

⑤ 指の間を洗う。

⑥ 親指をねじりながら洗う。

⑦ 手首まで洗う。

⑧ 流水で洗い流す。

⑨ ペーパータオルでしっかり水分を拭きとる。

洗い残し要注意ゾーン

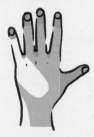
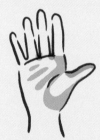

指先や指の間など、洗い残し頻度がとくに高いゾーンはピンク、頻度がやや高めはグレー。つい手抜きになりがちなので注意しよう。

■ 頻度が高い
■ 頻度がやや高い

手の甲　　　手のひら

2. 食事は「旬の新鮮野菜をたっぷり」を心がけて。栄養を十分に摂ろう。

旬野菜を温かいお味噌汁（P.154）で常食して、胃腸を元気に。

3. 密な人混みはなるべく避け、外出時はマスクの着用を。

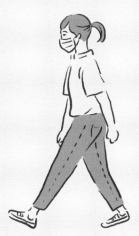

外歩きでは人との距離が一定に離れていたら適宜にマスクを外して。暑い日は熱中症に注意を。

4. 暖かい服装や日光浴（P.230）、入浴を心がけ、体を温めるエネルギー「陽気」を保とう。

5. こまめに換気をして、部屋の空気を入れ替えよう。

6. 疲れをためないように、質のいい睡眠をしっかりとろう。

7. ストレスは病気のもと。ためない工夫をしよう。

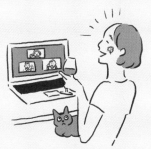

電話やリモートで遠方に住んでいる家族や友だちとおしゃべり。なんでもない会話で小さなストレスを発散しておこう。

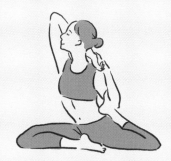

ストレス太り予防に、ヨガやストレッチなどをして適度に運動しよう。

009

「風邪のひき始め」

 風邪は中医学で「ふうじゃ」と呼び、
自然界に吹く風が邪気（病気の原因）を連れて、
体に入ってきた状態をいいます。

 風邪の症状は様々ですが、中医学では症状によっておもに３タイプ、
青い風邪、赤い風邪(P.42)、黄色い風邪(P.44)に分けられます。

 「寒」の邪気が入った風邪のひきかけで、
次のような特徴があると「青い風邪」タイプです。

□ ゾクゾク悪寒や頭痛
□ 関節の痛み、肩こり
□ 熱は軽く、汗もあまりかかない

 この青い風邪の対策は、体を温めて、軽く発汗して寒気を除くこと。
生姜やスパイスなど体を温める食材(右ページ)を摂り入れ、
寒気をブロックするツボ(P.46)を温めましょう。
風邪は万病のもと。
甘くみずに、初期のうちにしっかり治すことが大事です。

体を守る生姜＆葛ドリンク

Food 生姜と葛は、風邪から身を守ってくれる定番食材。風邪かな？と思った ときに生姜と葛を使ったドリンクを飲んでみて。

生姜

- 冷え症予防の代表的な野菜。発汗作用 により寒の風邪を取り除き、悪寒や喉 の痛み、頭痛にも有効。
- ドリンクは生姜シロップもしくはチュ ーブの生姜を使ってもOK。

葛根湯

- 葛が主成分の漢方薬。ゾクゾク悪寒が あって汗がでないときに服用する。
- 風邪の初期なら何でも葛根湯で治るわ けじゃないことも知って。汗をかいて たら桂枝湯、汗がなく寒気がひどく、 咳があれば麻黄湯など、症状に合った ものを服用しよう。

葛粉

- 葛粉は、漢方では代表的な風邪生薬の 1つ。風邪、解熱鎮痛、喉の渇きを癒 す効果あり。

○
ミカンの葛湯

葛粉を水でしっかり溶いて鍋にかけ て熱し、生姜汁、ミカンの果汁と皮、 はちみつを入れて温める。

黒糖ジンジャー葛湯

葛粉を水でしっかり溶いて鍋にかけ て熱し、生姜汁、黒糖を入れて温める。

甘酒ミルク葛湯

葛粉を牛乳(豆乳でも)で溶いて、甘 酒とともに鍋にかけて熱し、生姜汁 を入れて温める。クコの実を加えて もいい。

○
正しい飲み方

①湯飲みに葛根湯を入れ、少し熱め の湯を注いでよく溶かす。
②あったかい葛根湯を飲んだら、布 団をかぶって寝る。

風邪を近づけない予防習慣

 風邪をひきやすい人は、「寒」の風邪の侵入 口になる首のうなじ「風門」(P.47)を冷や さないで。スカーフやショールなどで首ま わりをカバーしよう。

 風邪が治り切る前に、生活を過密モードにす ると、ぶり返すことも。1日で治そうとせず、 3日くらいは用心をしよう。

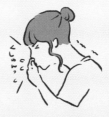

010

「熱風邪」

 熱の風邪は、中医学では「赤い風邪」のタイプ。
風邪が余分な熱（熱邪）を連れて体内に侵入した状態をいいます。
次のような症状があると、赤い風邪です。

□ 熱っぽい
□ 喉の腫れや痛み
□ 口や皮膚が渇く

 熱が原因になっている風邪なので、養生としては、
熱を冷まして炎症を抑えます。
「体の熱をとる食材」（右ページ）を積極的に摂り入れましょう。
熱があるときは、こまめな水分補給を忘れずに。
みかんやりんごなどの果物もおすすめです。

 風邪の初期で熱っぽさがあるときは、
風邪の気がたまっているツボ「風池」(P.47)のケアもおすすめです。

熱風邪をやわらげる食材

風邪のもとになっている、体の熱をとる食材を摂り入れよう。
トマト、豆腐、大根、ゴボウ、レタス、きゅうりや冬瓜などの瓜類、
緑豆、春雨、ミント、りんご、柚子、緑茶、菊花茶など。

○
レタスとトマトの豆腐スープ

鶏ガラスープのベースに、食べやすく切ったレタスとトマトと豆腐、生姜のすりおろしを入れ、ナンプラーと酒で調味して温める。

長引く咳や痰、喉の痛みには

○
大根あめ

材料は大根とはちみつだけ！昔ながらの家庭の風邪薬で、子ども（※1歳以上）や妊婦さんにも安心。

作り方
①大根を1cm角に切って瓶に入れ、はちみつをヒタヒタに注いで、一晩冷蔵庫で寝かせるだけ。
②大根がシワシワになれば取り出して、大根をそのまま食べよう。はちみつはお湯割りにして飲んでもおいしい。大根の風味が気になるときは、レモンなど柑橘の汁を加えるといい。朝や寝る前に、喉が痛いときに食べて手当てを。

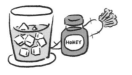

熱があって食欲がないときは

○
りんごの生ジュース

りんごは熱風邪対策にイチオシ。体の余分な熱を冷まして潤いを生み、熱でモヤモヤする気持ちを落ち着かせてくれる。
食欲不振や食が細い人は、にんじんジュースとミックスして栄養アップしても。

作り方
①りんごは皮をむいて芯を除き、ざっくり切る。
②切ったりんごを、水（りんご1個に1/2カップ目安）と一緒にミキサーにかける。

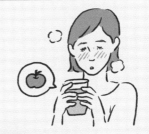

NG
熱っぽい風邪のときに長風呂や半身浴、サウナはやめて！湯疲れで体力を奪われて逆効果に。お風呂はシャワーですませよう。汗をかいたら着替えはこまめに。

011

「胃腸トラブルの風邪、喉風邪」

 全身が重だるく、下痢など胃腸の弱りをともなう風邪は
「黄色い風邪」タイプです。これは、風邪が湿った空気（湿邪）を
連れて体内に侵入したときに多くみられます。

 黄色い風邪タイプは、お腹を温めて胃の痛みをやわらげる食材を
摂り入れて。八角や山椒の実、解毒作用のあるニンニクや紫蘇、
生姜などを上手に料理に活用しましょう。

 空咳や痰の喉風邪は、風邪が乾燥した空気（燥邪）を連れて
体内に侵入した状態です。
空気が乾燥して冷たい風が吹く秋から冬に多くみられる風邪です。

 乾燥が原因の風邪の対策は、潤すこと。
体の外はマスクや加湿器などで保湿して、
体の中は潤いを補う食べ物（右ページ）を摂り入れましょう。

胃腸トラブルの風邪には

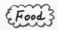 胃腸の働きを高め、水分代謝を助けてくれる食材を摂り入れて。
カボチャ、にんじん、米、小豆、ハト麦、みょうが、ニンニク、いんげん、紫蘇、生姜、小豆、トウモロコシなど。

○
にんじんのお米ポタージュ

にんじんを適宜に切って、ニンニクと少量のお米と一緒に炒め、野菜ブイヨンのスープを加えて煮込む。火が通ったらミキサーでポタージュにする。風邪以外でも、体調を崩したときの回復食におすすめ。

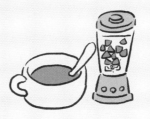

空咳がでる喉風邪には

 体の潤いを補う食材を摂り入れて。
ゴボウ、蓮根、ゆり根、紫蘇、きのこ類、大豆製品、はちみつ、金柑など。

○
ゆり根と紫蘇のかき玉汁

出汁に酒、塩、醤油で調味して、水溶き片栗粉（または葛粉）でとろみをつけ、下ゆでしたゆり根、刻んだ紫蘇を入れ、卵を流し入れる。

○
蓮根のすり流し

出汁を温めて、蓮根のすりおろし、生姜のすりおろし少量を入れて煮る。とろみがついてきたら味噌を溶かし、刻んだネギを散らす。

風邪の回復期には

 体を温めて解毒作用のある、紫蘇、生姜、ニンニク、山椒の実、八角を意識してお料理に摂り入れて。
カボチャやさつまいもなども滋養があって回復期にはおすすめ。お粥に混ぜたりポタージュなどにすると食べやすい。

 胃腸は冷えに弱いので、冷えを悪化させる、冷えた飲み物、生野菜、湿気を体にこもらせる脂っこい物、甘味の強い物は避けて。

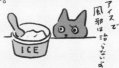

アイスで風邪は治らないよ

012

「風邪のひき始めに有効なツボ」

 風邪のひき始め対策に重要なポイントになるのが、
背中の「風門」のツボです。字のごとく「風が侵入する門」で、
ここから風邪が体に入り込むとされています。
風邪をひいたかも？と思ったら、早めにこの門を温めて、
それ以上入り込まないようにします。
風邪のときの肩や背中のこりの解消にも有効です。

 風門の近くにあって、セットで温めたいツボが「大椎」です。
体を邪気から守り温かい気の巡りを良くするツボで、
体表の機能を高める効果があるとされています。
発熱や喉の痛みにも有効です。

 耳の後ろにあるツボ「風池」は、「風門」から体に入り込んだ風邪が、
池のようになってたまっているところ。
このツボは、熱っぽい風邪や咳がでる風邪の対策に役立ちます。

風邪のひき始めに効くツボ

風邪っぽさを感じたら、すぐに風門と大椎のツボ周辺をカイロなどで温めて、寒気の侵入をブロックしよう。

【大椎】&【風門】のツボ温め

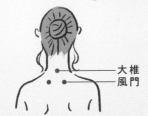 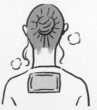 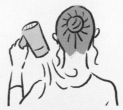

大椎
風門

大椎は、首を前に倒したときに飛び出る骨あたり。風門は、背中の上部、肩甲骨の間にあるツボ。

左図でツボの位置にあたりをつけて、カイロを貼っておこう。

ゾクっとしたら速攻で、ツボあたりをドライヤーで温めてもいい。

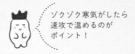

ゾクゾク寒気がしたら速攻で温めるのがポイント！

熱っぽい風邪に効くツボ

熱っぽいときは首にあるツボ「風池(ふうち)」を押したり、温めたりしよう。やさしい力で、深呼吸しながら親指で5秒ずつ押す→休むを繰り返す。

【風池】のツボ押し

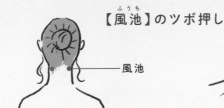 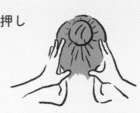

風池

風池は髪の生え際、首筋のやや外側のくぼみで一番へこんでいるところ。

図のように手のひらで頭を支えながら、両手の親指をツボに当ててグッと押す。少し熱め(42℃前後)のシャワーを1分程度当てたり、温タオル(P.59)でツボ周辺を温めてもいい。

「不眠、過眠（嗜眠）」

 不眠を中医学でみると、大きく2つのタイプがあります。
うつや過労などが蓄積したストレス過剰タイプと、
心の栄養になる血（栄養）不足タイプです。

 ストレス過剰の不眠タイプには、まず朝日を浴びたり
呼吸法などを行って心を安定させ、自律神経を整えること。
偏食、胃腸の働きの弱りなども原因にある血不足の不眠タイプには、
生活習慣を見直し、血を補う食材（P.105）を摂り入れること
などが、不眠対策の第一になります。

 睡眠障害の1つで、十分に寝ているのに
眠気を感じる過眠を中医学では、「嗜眠」といいます。
この症状がでる人は、余分な水分や脂肪がたまっている
「痰湿」タイプが多いです。
痰湿で、余分な水分をうまく体の外に排出できない結果、
体が重たく感じ、いつもボヤーッと眠い状態が続きます。

入眠まで時間がかかる「寝つきの悪さ」の悩みも多くなっています。
「このまま眠れなかったら」というプレッシャーで
不眠恐怖症にも。あまり焦らず、心身をリラックスさせながら、
自分のペースで改善をしていきましょう。

寝つきの悪さ改善のヒント

 Do!

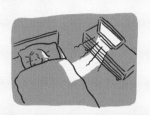

- 朝は太陽の光で体内時計を整えよう（P.230）。
- 日中は活動的に過ごそう。スキマ時間に適度に体を動かそう。
- 適温の入浴でリラックス（P.234）。
- 寝る前にリラックス＆ツボ押し（P.52）。

NG
- 寝酒や就寝前のコーヒーやタバコ。
- 就寝前のスマホやパソコンの使用。
- テレビのスイッチをつけたまま就寝。

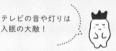

テレビの音や灯りは
入眠の大敵！

寝つけないときは寝床を離れて

- 「眠ろう」と意識するほど、眠れないパターンも。そんなときは寝床を離れて、リラックスできることをしても。

ソファーで好きな音楽を聴いたり本を読んだり、アロマキャンドルを灯して瞑想したり。

眠り過ぎ予防

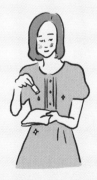

- 痰湿タイプの過眠の場合、暴飲暴食、夜遅い食事は避けよう。胃腸の働きが落ちると、余分な水分や汚れがたまりやすくなる。
- 適度な運動で汗をかいて、体内の余分な水分を排出しよう。
- ハンカチなどに、ミント系やレモン系のアロマを数滴たらして。眠気でだるくなったら、香りを嗅ぐようにして。香りの効果で頭が冴えてリフレッシュできる。
- 眠気防止に手のツボ「合谷」（P.219）を押してみてもいい。

014

「睡眠の効能」

「若返りホルモン」とも呼ばれる「成長ホルモン」が
最も分泌されるのが、睡眠中です。睡眠によって分泌される
成長ホルモンは、新陳代謝を促し、自然治癒力を高めてくれるもので、
次のような効果があるとされています。
① 1日の活動で傷ついた体や頭の疲れをとる
② 内臓の機能を回復させる
③ 皮膚や粘膜の修復を促す
④ 免疫力を高める
⑤ ストレスやうつ症状の緩和
その他に、運動のパフォーマンスを上げ、肥満予防にも効果があり、
生活習慣病の予防にもなります。

睡眠は、心身の健康を維持するための重要な要素の1つ。
実際、睡眠時間が減ると、成長ホルモンも十分に分泌されなくなり、
免疫力、回復力は下がり、粘膜の修復もままならないことに。
感染症が怖い、花粉症がつらい人は今日から5分でも早く寝ましょう！

不眠に加えて、睡眠時間が長くても、
眠りが浅いときは疲れがとれません。
睡眠がうまくいかない状態が続くと、精神的にも辛く、
いろんな不調を起こすきっかけにもなります。
忙しい人ほど「質の良い睡眠」(右ページ)を意識しましょう。

「快眠」にいい就寝前の過ごし方

適温で早めの入浴

- 体の筋肉をほぐし、適度に温めて眠りやすい状態にするために、入浴を就寝の1～2時間前までにすませよう。好きな香りのアロマなどを使うと、よりリラックス効果が上がる。

スマホやテレビから離れよう

- 夜のスマホやパソコン、テレビなどのブルーライトは、眠気を催すホルモンを抑制するので、睡眠の質を下げ、不眠の大きな要因にも。
- なるべく就寝1時間前には電子機器の使用はやめよう。

就寝前にリラックスタイム

- 心地いい睡眠を誘うには、就寝前に神経をリラックスさせよう。
- 音楽を聴いたり、呼吸法(P.229)や、眠りにいいツボマッサージ(P.52)などで、自分を癒やす時間を持とう。

寝入りばなに「今日の良いこと3つ」

- お布団で目をつむって、「今日あった良かったこと、頑張ったこと」を3つ挙げてみよう。「お茶がおいしかった」「夕焼けがきれいだった」など、良いことを探そう。それだけでストレスは減り、睡眠の質も良くなる。

NG 寝る前の「今日ダメだった」ことを思い返す反省会はやめよう。

熟睡時間を大事にして

- 夜は「静生陰」といって体を修復したり、ストレスから体を守ったり、体の潤いを補う時間。熟睡時間を作ろう。

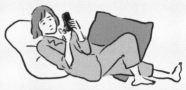

NG ベッド近くにスマホを持ち込まない。近くにあると、ついSNSなどで睡眠時間を削ってしまいがちなので、控えよう。

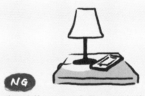

NG 寝る直前にテロや犯罪シーンなどの悲惨なドラマやニュースを目に入れない。

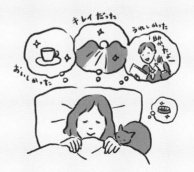

015

「快眠のツボ、安眠のリラックス呼吸」

 忙しい毎日の中で、疲れを軽くして、
気持ち良く眠りにつくために、寝る前に短い時間でも、
瞑想したりツボを押したりする、リラックスタイムを持ちましょう。

 睡眠の質を高めてくれる快眠のツボが、耳の後ろにある「安眠」、
足のかかとにある「失眠」(右ページ)。
どちらも名前の通り、寝つけない夜の助けになってくれるツボです。

 その他に、血不足タイプの不眠には
「三陰交」(P.35) なども有効です。

 寝床に横になった状態で、やや神経が冴えている
ようなときは、「丹田」(右ページ)に手を置いて、
深い呼吸を意識してみましょう。
夜は頑張り過ぎず、ゆったりリラックスした呼吸を味わいましょう。

快眠アプローチに有効なツボ

 睡眠を誘うツボ押しは、寝る直前ではなく、寝る30分〜1時間前に行うのがおすすめ。深呼吸をしながら、優しく押したりマッサージしてツボを刺激してみよう。

【安眠】のツボ押し

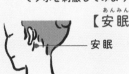

安眠

左右の耳たぶの裏の骨の下あたり。骨の出っ張りの下のくぼみから1〜1.5cmほど下にある。睡眠不足、肩こり、頭痛があるとツボ周辺が硬くなっていることも。

右図のように、後頭部を両手で包むように支え、親指をツボに当てる。ゆっくり深呼吸しながら、3〜5秒押す→休むを繰り返して。

【失眠】のツボ押し

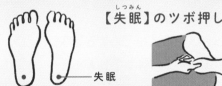

失眠

足の裏、かかとと中央の少しへこんだところ。高ぶった神経を落ち着かせて、入眠を促すツボ。不眠解消の他に、神経症、むくみ、下半身の冷えなどにも有効。

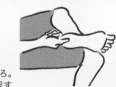

足裏なので、イスやベッドに座った状態で片手で足首を持って、親指をツボに当てる。ゆっくり深呼吸しながら、3〜5秒押す→休むを繰り返して。押しづらいときは、足裏でボールをコロコロしたり、こぶしで軽く叩いて刺激しても。

リラックス呼吸に有効な丹田

 お腹にある「丹田」の上に手を置いて、深呼吸すると、体のリラックスが深まる。

【丹田】の手当て

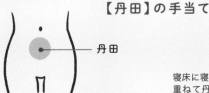

丹田

おへその下3〜5cmあたりにある。ここを意識して呼吸するとより落ち着ける。

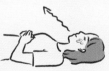

寝床に寝っ転がった状態で、両手のひらを重ねて丹田のあたりに置く。目をつむって、深呼吸をして。やや長めに息を吐いて、スローダウンしよう。

「充血、ドライアイ、眼精疲労」

目の栄養を担う「肝」の弱り、
心身の疲れなどが目の不調に。
中医学ではストレスが多くなると、それを処理する
肝がオーバーヒートし、熱がこもります。
こもった熱が頭部に上がり、
「充血」「かすみ目」などの不調サインに。
こもった熱の解消には、ストレスをためない習慣や、
肝の熱を冷ましてくれる食材を意識しましょう。

現代生活で急増している目の疲労は、
目の使いすぎが大きな要因。
IT機器のブルーライトで目が乾き、
まばたきが少なくなりドライアイに。
目が乾いたなと思ったら、意識してまばたきを増やしましょう。

目の疲れ を感じたら…

- パソコン、スマホ、テレビは見疲れする前に 窓から遠くを見るなどして定期的に目を休めよう。
- ときどき肩をまわして、頭部の血行を促して。
- 目のまわりを温めて眼筋をほぐしてあげる(P.58)。
- 目の血行を良くするツボをマッサージして(P.60)。
- ウォーキングやストレッチで適度に運動を。

- 目の不調にいい食材には、クコの実 をはじめ、ぶどう、柑橘類、酢の物、 イカ、レバー、みょうがやパクチー などの香草類、梅干しなど。

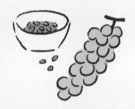

『食べる目薬』
クコの実を摂り入れて

血液を補い、血行を良くして「肝」と 「腎」の機能を高めてくれるもの。1日 10粒を目安に普段からお茶に入れた り、お菓子として食べて。

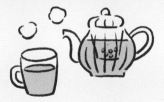

クコの実ティーの淹れ方

ポットに茶葉※かティーバッグ、 クコの実を10粒くらい入れ、お 湯を注ぐだけ。とっても簡単で、 目の症状がラクに。

※お茶は肝の熱を冷まし、目をす っきりさせてくれる「菊花茶」がイ チオシ。なければミントティーや ジャスミンティーなど好みのハー ブを使って。

017

「まぶたのピクピク」

 気がつけば、まぶたがピクピクと痙攣している。
これは「ストレスがMAXだよー！
もしくは、「血が不足してるよー！」
という体からのお知らせです。

 中医学では「肝」がストレスをしっかり流す働きと、
血を貯蔵する働きを担っています。
ストレス過多や、スマホなどで目を使い過ぎ、
睡眠不足などで血液不足になり、
肝の働きが鈍ることで、筋肉や組織に栄養が届かず、
まぶたがピクピクするなど不調が引き起こされます。

 カルシウム不足（P.90）が原因の場合もあります。

ストレスが原因 と感じたら…

- 肝の巡りを良くしてくれる柑橘類、紫蘇、木の芽、ミントなど心を安定させてくれる香りのいいものを摂り入れて。

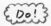

- 軽い運動で汗をかいたり、カラオケで思いっきり声を出して。歌ったり、家族や友人とのおしゃべりでこまめにストレス解消しよう。

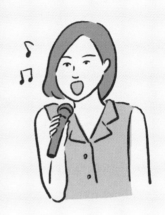

血の不足が原因 と感じたら…

- トマト、いちご、プルーン、ナツメ、クコの実、レバーなど補血作用のある「赤い食材」（P.247）を積極的に食べよう。

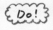

- 体の栄養である「血」は、漢方では寝ている間に補充されるものなので、なるべく早く寝る習慣を身につけよう。

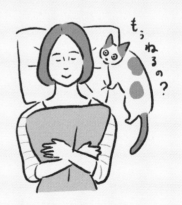

018

「疲れ目を温める養生」

 疲れ目は肩こりと同じで、
目のまわりの筋肉が疲れた状態。
氷や冷タオルで「目を冷やして」すっきりさせる
という人がいますが、
血流の悪化で老廃物がたまるので逆効果に！
目の疲労回復には、温めて血流を良くして、
老廃物を排出することが大切です。

 「温罨法」といって漢方では昔から
患部を温めて治す方法があります。
目が疲れた日は、お風呂タイムに温タオルや
緩やかなシャワーで目を温め、血流を良くして、
筋肉をやわらげましょう。

＊ただし炎症や痛みがひどいときは温めないようにしてください。

手で温める 養生

道具要らずで、すぐできる！
これだけで目の疲れがとれ、気持ちもリラックス〜。

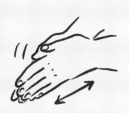

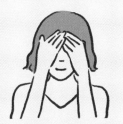

① 両手を強くこすり合わせて
手を温める。

② 手のひらをまぶたの上に
当て、目に熱を伝える。
これを3回繰り返す。

タオルで温める 養生

疲れ目、かすみ目がしんどいときは、
電子レンジやお湯で温めたタオルを目にのせて。

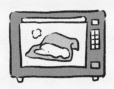

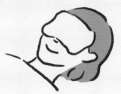

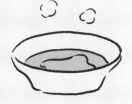

① 水で濡らしたタオルを絞り、
ラップか保存袋に入れて電
子レンジで1分ほど加熱。

② 火傷しない温さになったら
目の上に2〜3分のせる。

または、湯桶かボウルに湯
を入れてタオルを浸す→水
滴が落ちない程度に絞って
目の上にのせる。

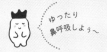

ゆったり
鼻呼吸しよう〜

019

「目の不調にいいツボ」

 目のツボ押しは血流を改善して
目のまわりの筋肉をゆるめ、
眼精疲労や目からくる頭痛を軽減してくれます。
とくに「太陽」のツボは、
別名「医者殺し」と呼ばれるすごいツボ。
目に疲れを感じたら、まずここを押して。
ドライアイも防いでくれます。

 ただし、眼球や目のまわりの皮膚はデリケートなので、
力を入れて押したりこすらないように注意しましょう。

 頭部はツボの宝庫で、こり固まった頭皮をほぐして
血行を促進することでも、目の疲れを癒やします。
シャンプーのときなどにヘッドマッサージをしたり、
ブラッシングをしても。

目の不調にいいツボマップ

最初はツボマップをみながらやってみよう。ツボの位置は正確に捉えていなくても、その周辺で「気持ちがいい」と感じるところを押さえればOK。

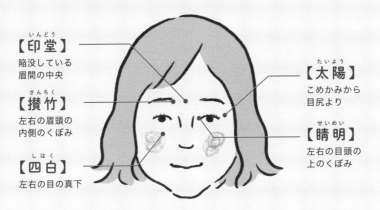

【印堂】
いんどう
陥没している
眉間の中央

【攅竹】
さんちく
左右の眉頭の
内側のくぼみ

【四白】
しはく
左右の目の真下

【太陽】
たいよう
こめかみから
目尻より

【晴明】
せいめい
左右の目頭の
上のくぼみ

目のツボを押すコツ

中指でじわっと3〜5秒押す → 休むを繰り返す。
円を描くようにマッサージして、こりをほぐしても。

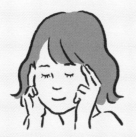

「太陽」のツボには中指・人差し
指を当てて。

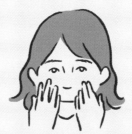

「太陽」以外のツボには中指を
当てて。とくに眼球近くはやさ
しい力で刺激して。

020

「鼻水、鼻づまり、鼻の不調」

 鼻水などネバネバした物体は、中医学では「痰」「痰湿」と呼ばれ、
多くは飲食の不摂生により作りだされます。
鼻水や鼻づまり、痰などが気になる人は、
脂っこい物、甘い物、多飲多食を控えて。

 鼻水はまず色をみて、対策をしましょう。
水っぽい鼻水がでるときは、「冷え」が原因なので、
体を温めて治すタイプです。
黄色っぽく粘り気がある鼻水がでる鼻炎は
「熱」を持った状態なので、冷まして治すタイプです。

 風邪でもないのに鼻水やくしゃみが止まらない、
鼻づまりが解消されないときは、
バリア機能である「衛気」が弱まっている可能性があります。
食欲不振や疲れやすい状態なら、
「衛気をチャージする養生習慣」(P.11)を参考に
生活を改善しましょう。

鼻づまりの解消には

簡単にできる方法。鼻がつまりやすい、寝る前におすすめ！

① カイロや蒸しタオルで鼻を温める。

② 鼻の両脇にあるツボ「迎香」（右図）を
こするように刺激すると、鼻の通り
が良くなり、鼻づまりがラクに。

温めることで鼻粘膜の血流を改善し、湯
気が鼻の中の掃除をしてくれるともいわ
れる。

熱めのお風呂で湯気や、スチーマーなど
の機器の蒸気で温めても。何もなければ
自分の手で鼻を覆ったり、熱い飲み物の
湯気を吸い込むだけでも効果あり。

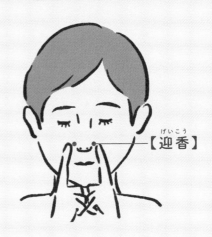

【迎香】
げいこう

鼻水を止めるには

この方法も超簡単で即効性あり。鼻水で困ったら一度お試しを。

① 深く息を吸って、吐く息がなくなる
までゆっくりと息を吐きだす。

② 鼻をつまんで、頭を上下にゆっくり
と動かす（空を見て、地面を見るま
で2秒くらいのスピードで）。

③ これをもう息が必要という、ぎりぎ
りまで続ける。

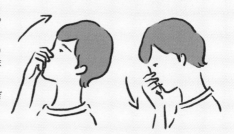

021

「耳鳴り、耳の不調」

 「キーン」や「ジージー」などと聞こえる不快な耳鳴りは
耳だけのトラブルではありません。
次のような原因から起こります。

・ストレスや精神的なことが原因で、「キーン」と高い金属音が鳴る。
・老化がおもな原因で「ジージー」とセミが鳴くような低音が鳴る。

 血がドロドロした瘀血タイプ(P.241)の人は、
血流が悪くなり耳に十分な栄養が届かず、
耳鳴りなどの不調が起こりやすくなります。

 動脈硬化や頭痛持ちの人は、耳鳴りやめまいが慢性化し、
聴力が落ちることも。
食生活の改善や体を冷やさないように心がけましょう！

「キーン」という高音の耳鳴りには

20〜40代の若い層に多く、胃の不調などもみられる。

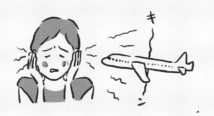

- トマト、レタス、ゴーヤ、セロリなど香草類、柑橘類、緑茶など。

「ジージー」という低音の耳鳴りには

高齢者に多く、就寝前や静かな環境になると音が気になり、不眠もみられる。

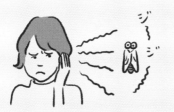

- エビ、くるみ、松の実、クコの実、黒豆、黒ごま、山いもなど。

耳鳴り改善のマッサージ

「鳴天鼓(めいてんこ)」と呼ばれる昔ながらの健康法。耳鳴りの他に、めまいや眼精疲労、物忘れにも良い。

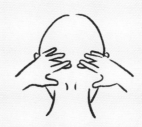

① 両手で耳の穴を塞ぐようにして、指先を後頭部におく。

② 両手の人差し指を中指にのせる。

③ 少し力を入れ、人差し指をこすりながら弾くようにして下へ。指先で後頭部を押す。

④ これを30回ほど繰り返す。

022

「唇の乾燥や荒れ」

 年中「唇がカサカサする、リップクリームが手放せない！」
という人は「胃腸が弱っている」サインです。

 中医学では、唇と胃腸は関係していると考えます。
唇が乾燥してひび割れるようになった状態は、
脾（胃腸）の陰虚（潤い不足）とみられます。

 口端が切れたり口のまわりの吹き出物など、
唇荒れの症状も、胃腸の機能低下から。
冷たい物、脂っこい物や濃い味つけの物を食べ過ぎると、
胃腸に余分な熱がこもって、
口まわりに不調がでやすくなるのでご用心を。

 唇の荒れを予防するには、「腎」の働きを健やかにすることです。
腎は冷えに弱いため、冬の寒い時期はとくに、
腎の近くの腰まわりを温めて、冷やさないようにして。
疲労がかさむと腎を消耗させるので、
休息を十分にとるようにしましょう。

唇カサカサを潤す食材

- 唇が年中乾燥しがちなときは、胃腸の余分な熱をとる小松菜、梨、白ごま、卵、豚肉、牛乳など。

- 体を潤す、白菜、水菜、豆腐、コンニャク、りんごなども。

 唇カサカサのとき、せんべい類、ビスケット、煎ったナッツ、乾き物などは体の水分を奪うので控えて。

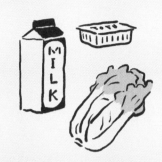

唇荒れをケアする食材

- 気を補って胃腸を整える、米、ハト麦、長いも、山いも、カボチャ、キャベツ、大豆製品、りんご、鶏肉など。

唇荒れには美肌効果の
ハト麦ごはん

体にたまった余分な老廃物を排して、新陳代謝を上げる。ハト麦好きは、美肌美人。かの楊貴妃も愛食したそう。そのハト麦効果を簡単に得るなら、ごはんに混ぜて炊くのがおすすめです。

ふっくら
ほくほく〜

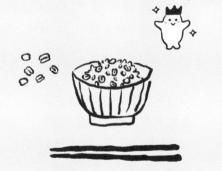

お米の1〜2割くらいを混ぜて炊くだけ。唇や肌荒れに悩んでいたら、今日からハト麦を混ぜてみよう。

023

「口内炎、口臭」

 中医学では、
「心は舌につながり、脾（胃腸）は口につながる」とされています。
舌と口の中にポツリとできる口内炎は、
「心」と「脾」の熱や、「脾胃（胃腸）」の
消化力の弱りから起きると考えられます。

 口内炎を繰り返す人、治りづらい人は、
胃腸が疲れ、消化不良のため粘膜が弱くなっている状態。
胃腸の働きを助け、粘膜を強化する食材を摂りましょう。

 突然できる口内炎は心や脾（胃腸）に熱がこもり、
舌や口が炎症を起こした状態。
粘膜が赤く腫れて口内炎として痛みがでます。

 口臭も大きな問題の1つ。
暴飲暴食、夜遅くの食事などが多いと、
口臭や体臭がキツくなる傾向に。
強いストレスも原因になるので、
ハーブティーなどを飲んで心を休ませて。

治りづらい口内炎には

胃腸に疲れがあるので、消化吸収を助ける食材を摂り入れよう。

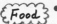 ● カボチャ、ピーマン、トマト、穀類、
ぬか漬け、ゆり根、みかん、海藻など。

昨日今日できた口内炎には

熱や炎症が引き起こしているなら、利尿清熱の作用がある食材を摂り入れて。

 ● 緑豆、春雨、小豆、蓮根、ゆり根、
きゅうり、はちみつ、蓮の実など。

 辛い物の食べ過ぎは要注意！

口内炎を癒やす
焼き柿

漢方的に柿は余分な熱を除き、体内の潤いを増やす性質があり、口内炎、イガイガ喉や咳、口の渇きなどには効果的な果物。「口内炎できてるけど、おやつが食べたーい」ときは柿がピッタリ。

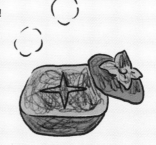

① 柿は洗って皮ごとへたの部分を切り落とし、実に切り込みを入れる。

② トースターにアルミホイルを敷いて柿を10～20分ほど様子をみながら好みの加減に焼く。

焼きみかん、
焼きバナナも
養生おやつだよ！

024

「舌診、舌からわかる不調」

「舌は体内を映す鏡」と中医学では考えられます。
経絡(エネルギーの通り道)を通して、
舌の部位ごとに五臓の健康状態が反映されるため(右ページ)、
舌の状態から、内臓の異常がわかりやすいのです。

中医学では、健康状態をみる1つの手だてとして
舌を確認する「舌診」があります。
自分でも簡単な舌診「ベロメーター」ができると、
不調サインもいち早く読みとれるので便利です。
観察のポイントは、舌の色や形、
舌の表面を覆う舌苔などの状態です。

舌を毎日チェックしていると、お酒の飲み過ぎやストレス、
肩こりなども舌にあらわれ、体調で変化していることがわかるように
なります。まず自分の舌で、セルフチェック(右ページ)を身につけて。
慣れてきたら家族や大切な人の舌をみて、
食事の献立を考えられたりするので、健康維持にかなり役立ちます。

舌は体質をあらわすので、舌の特徴から自分の体質タイプを知る
こともできます(体質ごとの舌の特徴は、巻末P.238〜245)。

舌のセルフチェックのやり方

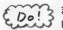 まず健康な人の舌を知って、自分の舌をチェックしよう。

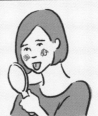

健康な人の舌

☐ 「淡紅舌（たんこうぜつ）」きれいなピンク色
☐ 「薄白苔（はくはくたい）」うっすらと白い舌苔
☐ 適度な潤い、ほど良い大きさや厚み

舌のチェックポイント

舌の表
☐ 色みと色の濃さは？
☐ 全体の厚みは？
☐ 側面に歯の跡がない？
☐ 舌苔の状態は？

舌の裏
☐ 静脈が張っていない？

舌の表

舌の裏

舌と五臓の関係

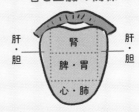

肝・胆　腎　肝・胆
脾・胃
心・肺

舌からわかる状態

舌の色

- 「白舌」白っぽい→冷え（寒邪）がある状態。貧血傾向がある場合にもみられる。
- 「紅舌」赤みが強い→過剰な熱がこもっている。消耗、加齢などによる慢性的な体液不足。高熱状態がある場合にもみられる。
- 「紫暗舌」暗紅色→血の巡りが良くない状態。黒い斑点がでることも。「瘀血」タイプに多い。

舌の形

- 「胖大」大きくむくんでいる→余分な水分がたまっている状態。水分代謝が低下している。
- 「瘦小舌」小さくて舌が薄い→血液不足の「血虚」タイプと潤い不足の「陰虚」タイプに多い。
- 舌の表面に赤い斑点→過剰な熱がある。血行不良がある場合にもみられる。
- 「裂紋舌」表面に亀裂がある→潤い不足の傾向。

舌の裏側

- 舌下静脈（裏側の2本の静脈）が太い→血液の流れが滞っている状態。「瘀血」タイプに多い。

苔の色

- 「白苔」白い苔がべったり→体が冷えているか、体に余分な汚れがたまっている。
- 「黄苔」黄色っぽい苔→体に過剰な熱がある。
- 「黒苔」黒色っぽい苔→極端な熱か冷えが強い。

舌でわかる不調（例）：瘀血タイプの舌

舌が全体的に暗い紫色の「紫暗舌」、あるいは黒いシミのような斑点がみられる。

025

「歯ぎしり、歯ぐきの不調」

 睡眠中の歯ぎしりは、
中医学で「内熱（特に胃の熱）、食滞（消化不良の食べ物）」などが
原因とされています。

夕食が遅いと消化不良を招き、歯ぎしりの要因に。
夕食が遅いときは、よく噛んで。噛むだけで消化を助けて、
食べ過ぎも防ぎ、翌日のダルさや眠りの浅さなども緩和できます。

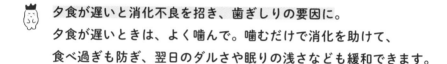

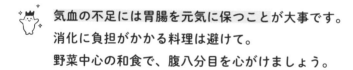 「気」や「血」が不足すると、腫れは少ないのに歯茎が出血したり、
歯茎が痩せて根っこが見えるような状態に。

気血の不足には胃腸を元気に保つことが大事です。
消化に負担がかかる料理は避けて。
野菜中心の和食で、腹八分目を心がけましょう。

歯の不調にいい食材

胃腸に疲れがあるので、消化吸収を助ける食材を摂り入れて。

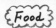 **Food**

- 胃熱をとる食材で、トマト、きゅうり、ほうれん草、そばなど。
- 消化を助ける食材で、キャベツ、大根、パイナップルなど。

○

「食べる胃腸薬」キャベツの無限レシピ!

胃の粘膜を保護したり修復する作用があるキャベツ。生だと量が食べられない人も、蒸すとやさしい味で無限に食べられる。

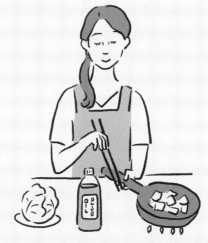

キャベツのオイル蒸し

① キャベツはザク切りして、フライパンにたっぷり入れる。植物油、塩、水少々をまわし入れ、蓋をして中火にかける。

② キャベツがしんなりしてきたら、1、2回上下を返して2〜3分蒸す。

＊オイルと味つけは、和風、中華風、お好みで。「なたね油＋味噌」「オリーブオイル＋梅」「ごま油＋ニラ」など。

 Do! ## 夕食遅めの日は「分割食べ」

一度おにぎりなどを食べて小腹を満たしておいて、帰宅してからは野菜スープなどで軽くすませよう。胃にやさしいごはん体制をとってあげて。

夜ごはんは軽めにしよう

026

「喉がつまった感じ、
喉の不調」

 よくある相談に「飲食は普通に喉を通るのに、
喉のつまった感じがある」があります。
病院に行くと自律神経失調症の一症状とされることが多いようですが、
中医学では「梅核気」と名のつく立派な症状です。

 喉に梅の種がつっかえたような異物感の「梅核気」は、
やはり過労やストレスなどが原因で、
気の巡りが悪くなって引き起こされます。

 気の巡りを良くする、ハーブ、陳皮(みかんの皮:右ページ)など
柑橘系のフレーバーを摂り入れて。
ストレスを感じたら、深い呼吸を心がけましょう。

喉に不調を感じたらゴボウ！

 Food

● ゴボウは喉の腫れや痛み、喉の渇き、便秘、空咳、皮膚のかゆみなどに良いとされている。喉の不調ならゴボウ！と覚えておいて。

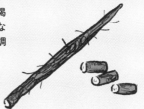

漢方薬でもある「陳皮」を手作り

 Food

● 陳皮はみかんの皮を乾燥したもの。中国では古くから風邪対策やリラックス作用があるとされている。

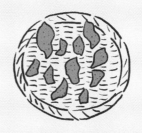

陳皮の作り方

① 食べ終わったみかんの皮を、ザルなどにのせて2、3日干す。

② 皮がパリパリになれば、完成！こまかく刻んでおくと使いやすい。

＊農薬が気になるときは、水に数時間ひたして洗い落とす。または生薬の陳皮をお店で購入しても。

冷え症にもいいよ〜

○

陳皮の使い方

紅茶や白湯に入れて飲むと胃痛や吐き気、咳や痰を鎮めてくれる。

＊飲み物以外に、煮物やスープ、味噌汁に入れると、香りが良く美味。

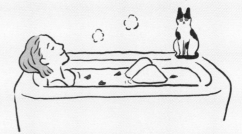

足湯やお風呂に入れて香りでリラックス＆血行促進の効果あり。

027

「痰がからみやすいとき」

 「痰」は中医学で、「貯痰の器」と呼ばれる「肺」と、
「生痰の源」と呼ばれる「脾（胃腸）」によって作られるとされています。

 体の中に痰があると「気」の循環を悪くするので、
喉に引っかかったら除いて。痰を飲み込んでは害になります。

 脂っこいジャンクフードを食べ過ぎると
痰ができやすくなるので、控えましょう。

 痰の色によって手当ての食材を摂り入れましょう。
透明〜白っぽく水みたいにサラサラした痰（＝寒痰）は
体を温める食材を摂り入れましょう。
黄色〜黄緑色、ネバネバした痰（＝熱痰）は、
体の余分な熱をとる食材がおすすめです。

サラサラ痰にいい食材

 ● ネギ、生姜、紫蘇、ニンニク、くるみ、ナツメ、シナモンなど。

ネバネバ痰にいい食材

 ● 大根、ゴボウ、パイナップル、
チンゲン菜、りんご、梨、
海藻類など。

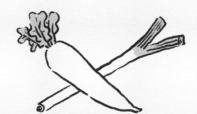

喉の不調には
大根 & 焼きネギの味噌汁

大根とネギは、胃腸の熱をとって
くれる野菜たち。ネギはフライパ
ンなどで軽く表面を焼きつけて汁
に加えると香ばしさが加わってお
いしさ増！黄色いネバネバ痰が出
るとき、喉の痛みにもおすすめ。

痰のからみに効くツボ

【豊隆】のツボ押し

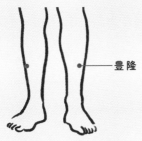

豊隆

膝とくるぶしのちょうど中間あた
り。真ん中の骨から指2本分外側に
あるツボ。

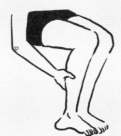

膝下から足首に向かって少し強めに
さすって。胃痛や胃もたれ、体が重
だるい、むくむ、めまいがするなど
にも効果がある。

028

「口の中の乾き、唾液不足」

 植物も潤いがないと枯れるように、
唾液は人にとって大切な潤い。
昔から中国では、唾液は体の潤いを増やし、
若々しさを維持する「若返りの妙薬」ともいわれる大事なもの。
免疫力アップやアンチエイジングなど健康成分の宝庫です。

 きれいな唾液は内臓からでてくるもので飲み込むのが良く、
痰のようにペッと吐いてはいけません。

 唾液の分泌が減ると、口の中が乾き（ドライマウス）、
口腔内に細菌が繁殖しやすく口臭の原因ともなります。
唾液がたくさんでると、
外から侵入する細菌から体を守ってくれます。

唾液が増える食べ方

- 唾液をたくさんだすコツは、たくさん噛むこと！
- やわらかい物ばかり食べていると噛むことが減って唾液も少なくなる。
- 噛むほどに味わいを豊かに楽しめる旬の食材を選んで食べよう。

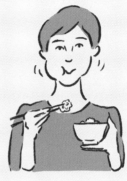

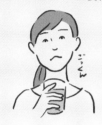

NG

少し噛んで飲み物で流し込むのはダメ！

唾液をだす舌の運動

舌の運動で舌まわりの筋肉が鍛えられて、唾液の分泌が促される。

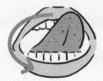

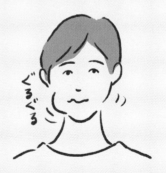

① 口を軽く閉じ、舌の先を歯の表面に当てる。上から左に向かって、ゆっくり円を描くように進む。

② 12周したら唾液を飲む。反対方向も同じように行う。

③ 口を軽く閉じ、舌の先は口腔内で上下のあごに沿って、回転させる。

④ 12周したら唾液を飲む。反対方向も同じように行う。

舌先をぐるぐるまわすと唾液がでるでる。

029

「日焼け予防、紫外線対策」

 長時間、紫外線を浴びると皮膚や髪は水分を奪われ、
お肌はカサカサ、髪もパサパサになります。
強い日焼けになるとシミやソバカスの
原因になり、体内に活性酸素を作りだして肌が老化します。

 紫外線対策としては、日傘や帽子、日焼け止めクリームで
肌や髪を保護するとともに、体の内側からは、
繊維やビタミン豊富な緑黄色野菜(右ページ)を
摂り入れた食養生で、しっかりケアしましょう。

 紫外線の肌ダメージ予防には、「保湿」が大事です。
うっかり日焼けしてしまったときも、乾燥肌より潤い肌のほうが
回復は早いもの。日差しが強い時期は、肌を潤す食材(P.87)を
摂り入れましょう。

 中医学では、紫外線は「熱毒」ととらえ、日差しを浴び過ぎた日は、
熱毒で体だけでなく心も疲れています。
ハーブ(右ページ)やきゅうりなどウリ科の野菜、
体の余分な熱を冷ます食材(P.85)でクールダウンしましょう。

紫外線対策にいいカラフル野菜

 Food 肌に嬉しいビタミンやリコピンなどの栄養が豊富な、赤や緑のカラフルな緑黄色野菜を積極的に摂り入れよう。

トマト

● リコピンが特出して豊富で、日焼け後の肌の修復を助けてくれる心強い野菜。強力な抗酸化力で、シミ予防、皮膚の再生を促してくれる。

● 加熱することでリコピンが増加し、オイルを加えると吸収が高まるので、良質のオリーブオイルなどで加熱調理すると効果的。

いちご

● 野菜の中でもビタミンCはトップクラス。コラーゲンの生成を助け、皮膚の張りと潤いを保つ働きもある。いちごの旬には、朝食やおやつに食べて美肌対策をして。

ピーマン

● 美肌に効果的なビタミンA・C・Eを含む。ピーマンの他に、ゴーヤ(P.79)やクレソンなど、夏が旬の濃い緑色の野菜には、日焼け防止効果や日焼けした肌を修復する作用も期待できる。

ブロッコリー

● レモンよりも多くビタミンCを含み、その働きでシミ予防に効果あり。食物繊維が豊富で、強い抗酸化作用と老化を防ぐ作用もあるビタミンEも含んでいる。薬膳的にも、気を巡らせ、胃腸を元気にしてくれる。

日差しを浴び過ぎた日には

 Food ● 美肌にいいハーブを摂り入れて、太陽に当たり過ぎて疲れた心身をクールダウン＆リラックスして。

○
ローズヒップ＆ミント(はっか)

美肌効果で選ぶハーブなら、ビタミンCがレモンの数十倍も含まれているといわれるローズヒップが筆頭。余分な熱を冷ます作用がある、ミント(はっか)とブレンドすると、紫外線予防には最強!

ローズヒップの愛称「ビタミンCの爆弾」!頼れそう～

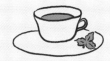

暑い日のティータイムも、まずは温かいハーブティーがおすすめ。ミントの爽やかさで後味スッキリなので大丈夫。アイスティーにするとお腹が冷えて不調のもとに。

「シミ、そばかす」

 シミ対策は、「補血」と「睡眠」、「活血」と「運動」！
新陳代謝にも関わる血が不足すると、
シミもできやすくなります。
血流が悪くなりドロドロ血になると、
顔全体のくすみや顔色の全体の悪さ、シミが目立ち、
頭痛や肩こりもひどくなりがちです。

 シミの１つ「肝斑」が悩みの人は、遅くてもその日中に入眠を。
肝斑は文字通り「肝」とつながりが深く、睡眠不足、過度のストレス、
眼精疲労などがあると血液浄化をする肝の働きが落ちます。

 とにかく体を動かせば血液は巡ります。
散歩やジョギング、ラジオ体操など、
無理なく毎日体を動かす習慣を身につけましょう。

血の不足（血虚）のシミ対策

 ● にんじんなど「赤い食材」(P.247)や黒キクラゲなど「黒い食材」(P.247)。
→ 血虚タイプ(P.240)の食材を摂り入れて

ドロドロ血（瘀血）のシミ対策

 ● イワシやアジなどの青魚、玉ネギ、ニンニク、生姜、紅茶など。
→ 瘀血タイプ(P.241)の食材を摂り入れて

 唐辛子やこしょう、辛み大根などは日焼け症状を悪化させてしまうので気をつけて。

○
肌ケアには
手羽先と豚足

肌のシミに悩んだら、手羽先や豚足などコラーゲン豊富な食材を食べて。血を補ってシミを薄くし、きれいな血液を巡らせよう。

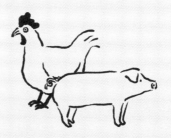

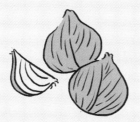

○
玉ネギを食べて
サラサラ血で美肌に

きれいな肌には、きれいな血がポイント。血流や利尿を促す働きがある玉ネギは、血をサラサラと流して肌のくすみやシミ予防にもお役立ち。大ぶりに切って、肌にいい手羽先の出汁でオニオンスープにすると肌が喜ぶ一品に。

031

「ニキビ、肌の炎症」

 ニキビは、発症する顔の部位によって、体の弱っている場所が
わかります。おもに次のような症状です。
体内のどこにトラブルがあるのかを見極めましょう。

① 生え際、こめかみ、耳の前後のニキビ→肝
② おでこ、Tゾーンのニキビ→肺、肝胆
③ 頬、フェイスラインのニキビ→胃、腸
④ 口、アゴ、首のニキビ→胃、任脈（婦人科系）

①～④それぞれのニキビ対策は右ページを参考にしてください。
ニキビができているときは、コーヒーや甘い物、脂っこい物、
辛い物は控えましょう。

 晩春～夏は、皮膚の熱感や赤み、炎症、ニキビなど
「熱」症状が起こりやすい時期です。
熱が皮膚の表面に滞っていると、皮膚トラブルを招き、
症状の悪化も。早めに体の熱を冷ます食材（右ページ）を摂り入れて。

 ニキビや肌の炎症に悩んだら、
高級なスキンケアよりも「しっかり寝る」が有効です。
人間は寝ている間に成長ホルモンが分泌されます（P.50）。
1日の活動で傷ついた皮膚や粘膜の修復、新生を促す、
生き物の大事な時間と考えましょう。

ニキビの部位ごとの養生ヒント

① 生え際、こめかみ、耳の前後のニキビには
柑橘類や香りの良い食材を摂取。ストレスはこまめに発散して。睡眠も大切に。

② おでこ、Tゾーンのニキビには
「白い食材」(P.247)で肺を補う。脂っこい物、甘い物、濃い味は控えて。深呼吸もしよう。

③ 頬、フェイスラインのニキビには
食物繊維の多い野菜を食べて。便通を整え、毎日お通じを。インスタント食品やチョコレートはNG。

④ 口、アゴ、首のニキビには
暴飲暴食はNG。辛い物の摂り過ぎは控えて。あっさりした温かい和食をよく噛んで食べよう。

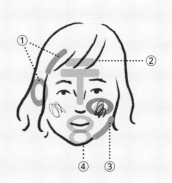

体の熱冷ましにいい食材

- シジミ、菊花、三つ葉、スイカ、ミント、柚子やグレープフルーツなどの柑橘類など。とくに柑橘は体内の熱を除きながら、いい香りでストレスを軽減してくれる。

- 肌の炎症にいい食材として、ゴーヤ、ゴボウ、レタス、なす、タケノコ、緑茶、アサリ、豆腐などもおすすめ。

夏のほてり肌にゴーヤ

夏野菜にはクールダウンの作用あり。旬のゴーヤは薄切りして、塩もみストックがおすすめ。おかずに使い勝手がいい。

ゴーヤ緑茶
緑茶に刻んだゴーヤを1、2切れ入れて。市販のゴーヤ茶と緑茶をブレンドしても！

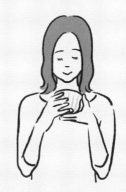

032

「乾燥肌（ドライスキン）」

 中医学でいうと肌の管轄は「肺」になります。
「喜潤嫌燥」といって
「肺は潤いを好み乾燥を嫌う」特徴があります。

 とくに空気が乾燥する秋〜冬は、
肺の働きの低下から乾燥肌やかゆみの悩みが増える時期です。
潤い肌をキープするには、
体内の潤いを養える食材をよく食べて肺の働きを健やかに。

 中国では「甘酸化陰（かんさんかいん）」といって
「甘味と酸味を合わせると潤いが湧いてくる」といわれます。
甘味と酸味が備わった「甘酸っぱい食材」（右ページ）で
体を潤してみましょう。

肺を潤す「白い食材」

 Food

- 「白い食材」(P.247) は肺を潤し、咳や肌の乾燥を防いでくれる。
- 白ごま、豆腐、蓮根、ゆり根、梨、銀杏、白キクラゲ、杏仁豆腐などを摂り入れて。

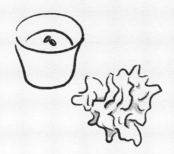

○

乾燥肌を癒やすおやつは「白」をチョイス

潤いを補いたい人は、プリンより杏仁豆腐、黒ごま団子より白ごま団子を選ぼう。簡単に手作りするなら、台湾スイーツで人気の白キクラゲは激オシ！
白キクラゲをとろんと煮て、シロップ（黒糖と水1：1）をかけて。フルーツと相性もよく、りんご、梨などに合わせると立派な美白デザートになる。

「白い食材」以外の潤い食材

 Food

- 豚足、鶏の手羽先、鶏がらスープ、玄米、はちみつ、オリーブオイルなどの潤い食材を摂り入れよう。
- 「甘酸っぱい食材」で、トマト、レモン、メロン、ぶどう、ミカン、梨、ライチなどもおすすめ。

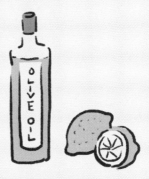

「薄毛、髪のトラブル」

中医学では、髪は「血余(けつよ)」といい、
健やかな髪は豊かな血があってこそのものです。
逆に血が不足する「血虚」になると髪が衰えます。
貧血症状がなくても、枝毛や切れ毛、
髪が細くなるなど髪質低下を感じたら養生しましょう。

心の負担が髪の弱りに及ぶこともあります。
考え過ぎたり、悩みごとを思いつめ過ぎる人は、
息抜きできる趣味を持っておくことをおすすめします。

春のイライラ期には、仕事以外はひっつめ髪をほどいて、
ゆったり過ごして。
夏は紫外線によるダメージから髪や頭皮を守るように、
帽子や日傘などで対策をしましょう。

おでこ からの薄毛タイプ

特徴
「血虚」の人に多く、女性は月経や出産での出血があることから血が不足しがち。産後に抜け毛に悩む人が多いのもそのため。

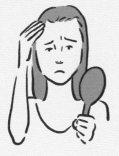

Food

● ナツメ、クコの実、いちごなどの「赤い食材」(P.247)、黒豆や黒ごまなどの「黒い食材」(P.247)に、ほうれん草やレバーなど。髪質低下したときも摂り入れて。

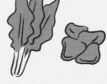

NG

スマホなどでの目の酷使、夜更かしを控えて。

頭頂部 からの薄毛タイプ

特徴
生命エネルギー不足で老化の「腎虚」の人に多く、薄毛に白髪も一緒にみられる。また性欲が強く精力的に活動するタイプにもみられる。

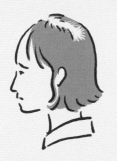

Food

● 黒豆、黒ごま、黒キクラゲ、牡蠣、シジミ、海藻などの「黒い食材」。木の実類、鹹味(塩辛い味)、山いも、エビ、ニラ、シイタケ、ラム肉、鰻、シナモン、紅茶など。

NG

過度な性行為、腰・足を冷やす生活、夜更かしを控えて。

034

「骨の弱り、カルシウム不足」

「カルシウム」は日本人に
唯一足りない栄養素といわれます。

カルシウム不足の症状としてみられるのは次の4つ。
- □ まぶたがピクピク痙攣
- □ 運動不足で足がつる
- □ 物忘れが多い
- □ イライラしやすい

カルシウム多めの食材（右ページ）を摂り入れましょう。

気功的には手のひらや軽く拳を握って体中を
軽くトントンと叩くのも「骨を鍛える」ことにつながる
ともいわれます。
腰が痛いとき、腰をトントンと叩くのも、骨を鍛え、腎を補う行為に。
骨は加齢によって弱るもの。
自分だけでなく家族や大切な人の体も
やさしく軽くトントンしてあげましょう。

骨の強化にカルシウムたっぷり食材

- とくに注目は、小松菜。野菜トップクラスのカルシウム、鉄分はほうれん草の倍以上とも。

- 最近食べ手が減っているといわれる高野豆腐、切り干し大根、煮干しなどの乾物はカルシウム豊富なので積極的に食べよう。

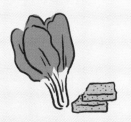

骨を鍛える習慣に「かかと落とし」

- そもそも、かかとは中医学的に「腎」に関わる器官であり、腎が元気なら骨も元気で、逆なら骨ももろくなる。

- この運動でかかとを刺激することで、血が巡って腎の働きがアップすれば、骨や髪も元気に！

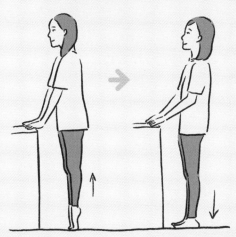

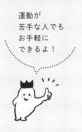

運動が
苦手な人でも
お手軽に
できるよ！

1日に10回×3セットを目安に。仕事の合間やキッチンで料理しながら、電車で立ちながらやってみて。

035

「爪の変色、爪の不調」

 中医学では「肝の華は爪にあり」といわれ、
「五臓六腑」の「肝」の状態が爪にあらわれるとされています。

 この五臓の「肝」は「血」を貯蔵する器官で、
「肝」が「血の不足」になると、爪にも影響がでると
考えられています。

 爪に縦ジワが入っている場合は老化現象、
横ジワが入っていたら貧血や過労による
血の不足のことが多いです。

 爪の色が悪い場合、胸の張りやイライラ、
生理不順などの症状もあわせてみられます。
爪には好不調があらわれるので、不調がみられたら
食事の見直しやストレスの発散を心がけましょう。

爪の不調にいい食材

Food

- 「血」が体に満たされ、しっかり流れていれば、爪は色もツヤも良く、丈夫になる。「血」の流れを良くするには、アジやイワシ、サバなどの青魚、玉ネギ、らっきょう、納豆などを食べよう。

- 「肝」機能の改善にいい食材がおすすめ。梅干し、りんごなど酸味のあるもの。香りが良いオレンジやみかんなどの柑橘類、ミント、カモミール、バラなどのハーブティーはリラックス作用があるのでおすすめ。

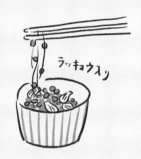

ラッキョウスッ

「肝」機能が改善する習慣

Do!

- イライラがたまっていたら、気分が上がる音楽を聴いたり映画をみたりして、ストレス発散を。

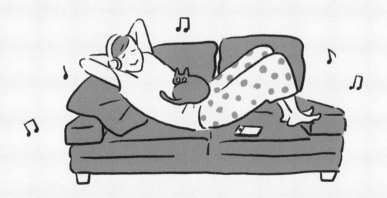

036

「外反母趾」

 一般には女性によくみられ、ハイヒールや爪先の狭い靴を履くと外反母趾になりやすいとされています。

 中医学的に外反母趾に多いのが、「イライラが強く、胃腸が弱い」タイプです。

 足の親指には側面に「脾（胃腸）」の
経絡（エネルギーの通り道）、
人差し指側には「肝」の経絡が流れています。
胃腸が弱ってくると、肝の気が強くなって人差し指側へと
引っ張られるともいわれます（下図）。

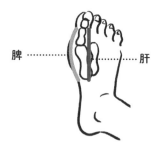

脾 ………………… 肝

胃腸が弱くストレスが多いと、親
指（胃腸の経絡）が人差し指（肝の経
絡）に引っ張られて外反母趾になる。

外反母趾予防に足指運動

 ● 就寝前などに、「グー、チョキ、パー運動」や「タオル寄せ運動」で足の筋肉をほぐして、外反母趾を防ごう。すでに外反母趾になっている人の悪化予防にも有効。その場合は、くれぐれも無理のない範囲で!

足指のつけ根をほぐす

「グー、チョキ、パー運動」

① 裸足になって、床に足を前に投げだして座る。

② 左右それぞれの足の指でグー、チョキ、パーの動きをしてみて。つけ根の関節が硬くならないように、毎日続けよう。

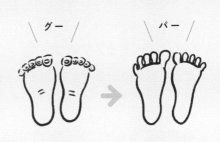

グー / パー

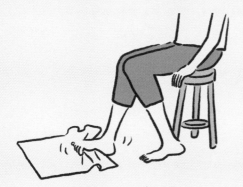

足指の筋肉を鍛えよう

「タオル寄せ運動」

① イスに座って床にタオルを敷く。足の5本の指を全部使って、タオルをたぐり寄せる。

② 足指でタオルをつかんで、持ち上げる。15秒ほど上げたら、足を代えて行う。3セットくらいやってみよう。

037

「足がつる、こむら返り」

 寝ているときに足がつる「こむら返り」の症状には、
よく効く漢方薬として「芍薬甘草湯」が有名です。
しゃくやくかんぞうとう

 こむら返りを中医学的にみると、
血の不足「血虚」から生じる症状とされています。
血を補う食材(右ページ)を中心に、しっかり食べましょう。

 睡眠不足やスマホでの目の使い過ぎ、
何ごとも考え過ぎるなど心の消耗も、
血の不足につながっているとも。
適度に体を動かして、ツボ押し(右ページ)なども有効です。

こむら返り予防にいいツボ

 ● ふくらはぎにある3つのツボは、足のむくみケアにも
効果あり！親指の腹で3〜5秒ずつ押す→休むを繰り
返して。

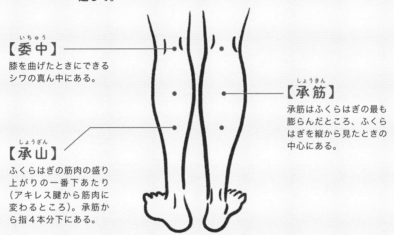

【委中】
いちゅう
膝を曲げたときにできる
シワの真ん中にある。

【承筋】
しょうきん
承筋はふくらはぎの最も
膨らんだところ、ふくら
はぎを縦から見たときの
中心にある。

【承山】
しょうざん
ふくらはぎの筋肉の盛り
上がりの一番下あたり
（アキレス腱から筋肉に
変わるところ）。承筋か
ら指4本分下にある。

押し方
ふくらはぎを痛気持ちいいくら
いの強さで、お風呂の中や就寝
前のリラックスしているとき
に、もみほぐしてみよう。

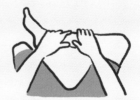

こむら返り予防にいい血を補う食材

 ● にんじん、いちご、ナツメなどの「赤い食材」（P.247）、
黒豆、黒ごまなど「黒い食材」（P.247）、アサリやハマ
グリなど貝類、ほうじ茶、紅茶など。

038

「肩こり、肩の痛み」

 肩こりは筋肉や組織に「気」「血」というエネルギーや
栄養の巡りが悪くなって起こると考えられます。

 慢性的な肩こりはストレスや目の疲れ、運動不足、
冷え症、肥満などによって
血液の巡りが悪くなる「瘀血」が原因になります。
肩を流れる血がドロドロになって血流が悪化することで
筋肉が痛み、肩がこっていると感じるのです。

急な肩こり・肩の痛みは、朝晩冷えたときに薄着をしていたり、
冷凍食品を扱うスーパーの担当さんや漁師さんのように
寒い環境で過ごすことからも誘因されます。

肩こり解消にいい食材

- 血と気の流れを改善する青魚、なす、玉ネギ、ニンニク、紅茶など。

- ストレスによる肩こりには、気の流れを良くする柑橘系や香草類、ハーブティーなど。

- 寒さの冷えによる肩こりには、体を温める生姜やニンニク、シナモン、酒、エビ、唐辛子、紅茶など。

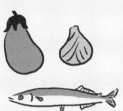

肩こりをほぐす手当て

- 肩、腕、首を動かしてこりをほぐす。

- 仕事や家事の合間に、目のツボ押し（P.60）。

- 入浴は肩まで浸かって血行を促進。シャワー派は首のつけ根あたりに湯を当てて血流を促す。

毎日続けてみよう

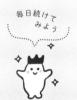

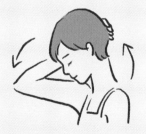

腕と首まわしストレッチ
腕をぐるぐるまわして
首をゆっくり前後・左右に倒す。

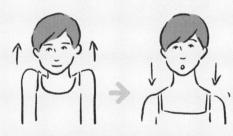

肩落としストレッチ
肩全体をできるだけ上げて、その後力を抜いて、肩を落とすようにする。
肩を上げ下げする。

039

「腰痛、ギックリ腰」

 中医学では「腰は腎の府」。
腰痛は、生命力の源をつかさどる「腎」の働きの低下、精力の減退、
簡単にいえば老化の症状の1つと考えられています。
腎の働きを補う必要があります。

 腰痛は経絡の巡りが悪くなり、
腰の筋肉などに栄養が行き届かず、
そこでつまりが起こって痛むと考えられています。

 欧米では「魔女の一撃」という名がつけられているギックリ腰。
腰・背部の筋肉が瞬間的に引き伸ばされたときに
発症することが多いです。
ギックリ腰になりやすい人は、
普段から適度な運動をして筋肉をほぐしておきましょう。

血流を良くする魚介で腰痛防止

Food

- 冷えからの腰痛タイプには、サバやイワシなどの青魚がおすすめ。DHAやEPA、タウリンが豊富に含まれ、全身の血流を良くするので腰痛や肩こり、むくみなどにも効用がある。

- 腎の働きにいい食材として、エビとぶどう。エビは腰の冷えに、ぶどうは筋肉疲労に効用がある。

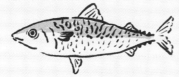

> ○
> **最強の血液サラサラ**
> サバ缶マリネ
> ....
> 魚料理が苦手なら
> 缶詰めで気負わずに！
>
> 水煮缶のサバの身をほぐし、スライス玉ネギ（塩揉みして水気を絞る）、酢（またはレモン汁）、オリーブオイルで和える。
> ごまやかつお節をかけたり、醤油などで好みに調味して。

「青魚・玉ネギ・酢」3パワー揃ってサラサラ効果をアップ！

ギックリ腰を繰り返さないために

Do!

- 軽く腰をまわしたりねじったりする動きをとり入れて。
- できるだけシャワーですませずに、湯船に浸かって筋肉を温めてほぐす。

NG

- 腰まわりを冷やすような服装をしない。
- 内臓の冷えが筋肉の冷えに。冷たい飲み物や生ものは控えよう。
- 激痛のときは安静に。発症直後の炎症が強いときは、温めて血行を良くすると痛みが増すことも。

＊独自の判断で行うと腰痛がかえってひどくなる場合があるので、専門の治療院などで方法を教わろう。

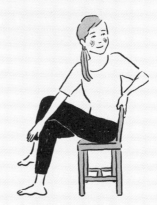

長時間のデスクワークは
合間に軽くストレッチを！

「肩こり、腰痛にいいツボ」

 肩こりに有効なツボといえば、「肩井（けんせい）」です。
肩は体のバランスに大きく関わっているところなので、
ここを刺激することで、肩まわりの血流が良くなり、
眠りを助けて、体のバランスも良くなります。

 腰痛の定番ツボといえば「腎兪（じんゆ）」です。
腎兪は腎を強くして腰痛をやわらげるツボとされます。
急性と慢性、どちらの腰痛にも効果があります。

 腎兪と合わせたいツボが、「環跳（かんちょう）」です。
おしりの筋肉に柔軟性がなくなることで
引き起こされる膝痛にとっても有効です。

肩こり&腰痛にいいツボ

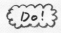

● ツボ位置を確認して、3〜5秒ずつ押す→休むを繰り返して。
肩こりや腰痛の悩みの他に、慢性疲労による体の重だるさ、
冷えなどの改善にも有効。

【肩井<ruby>けんせい</ruby>】のツボ押し ※妊娠中の方は避けてください。

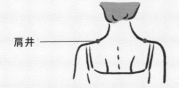

肩井

肩の盛り上がっているあたり。

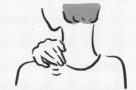

反対の手を肩にのせて、
中指と薬指で押す。

【腎兪<ruby>じんゆ</ruby>】のツボ押し

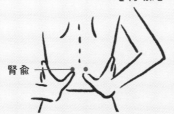

腎兪

ウエストの一番くびれたライン
にあり、背骨から指2本分離れ
たあたり。

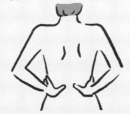

腰の細い部分をつかむようにし
て。心持ち背筋を伸ばし、ゆっ
くり親指に力を入れる。

【環跳<ruby>かんちょう</ruby>】のツボ押し

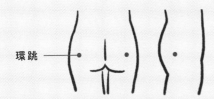

環跳

お尻にきゅっと力を入れたときに
できるくぼみのところ。

親指の腹で、体の中心に向かって
強めに押して。
押しづらかったら握りこぶしでポ
ンポンと20〜30回叩いても。

「血の不足」

「めまい、立ちくらみがする」
「最近疲れやすくって抜け毛が多いなあ」といった
症状があると、西洋医学的には「貧血」を疑い、
中医学的には「血虚」(P.240)とされることが多くあります。

貧血と血虚ではややニュアンスが違います。
貧血は「血液中の赤血球やヘモグロビンの量が正常値を
下まわった状態」で、つまり「血が薄い」ということ。
対して血虚は、「めまい、冷え、皮膚の乾燥など、
血の不足から起こる症状がみられる状態」のこと。
検査では基準値でも、体からサインがでていたら
「隠れ貧血」の疑いあり。未病のうちに養生しましょう。

女性は生理での排血があるため、
ほとんどの女性に「血虚体質」がみられます。
貧血解消につながるところも多く、まず「血虚」対策として
「補血作用」のある食材を意識して食べましょう。

補血作用がある食材

心と体の栄養になる、血を補う食材を積極的に食べよう。

> 赤い食材

にんじん、トマト、
小豆、いちご、ザクロ、
さくらんぼ、レバー、ハツ、
タコ、赤貝など。

> 黒い食材

黒豆、黒ごま、
黒キクラゲ、ゴボウ、
昆布、シジミ、ヒジキ、
海藻、牡蠣など。

> 緑黄色野菜

ほうれん草、
カボチャなど。

> 肉・魚

豚肉、
カツオなど。

> 豆類

豆腐、
豆乳など。

> 木の実類

ピーナッツ
ナツメなど。

補血作用があるおやつ

補血作用のあるナッツにもうひと手間かけて。
ナッツのはちみつ漬けなら、おいしく栄養補給できる。

> ローストナッツの
> はちみつ漬け

ナッツははちみつに漬けておくことで
酸化を防げて、栄養も長持ち。

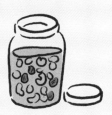

① ナッツ（クルミやアーモンドなどミックスで3〜5種類）は大きめのものは粗く刻み、フライパンの弱火で乾煎りする。

② 煮沸した保存瓶に①のナッツをすき間なく詰め込む。
※すき間が多いとナッツが浮く。

③ はちみつを瓶に少しずつ注ぎ入れる。ナッツ全体がはちみつに浸ったら蓋をして完成。半日ほどでなじんでくる。
好みでシナモンスティックやカルダモンなどのスパイスを加えるなど、アレンジも楽しんで。

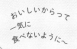
おいしいからって
一気に
食べないように〜

042

「低血圧」

 低血圧は、「気」や「血」が不足すると血圧が低くなり、
栄養や潤いを運ぶ「血」が全身に巡りにくい状態で、
さまざまな不調を引き起こします。

 「血圧が低いタイプだから、朝が弱いんだよね」などと
軽めに考えている人も多いですが、甘くみないほうが。
疲労感や目覚めの悪さが慢性化し、ひどくなるとめまい、
息切れ、立ちくらみ、吐き気などにも悩まされ、
生活に支障をきたします。

 低血圧による疲れやすさから、集中力が欠け、
能力を発揮しきれないこともあります。
それを怠けているだけと思われたりして、精神的な負担にも。
きちんと改善して、元気な毎日をとり戻しましょう！

低血圧を改善する習慣

Food

- 野菜ばかりでなく肉や魚もバランス良く食べて、しっかり栄養を摂ろう。

- 白湯の習慣や温かい飲食、薄着を避けるなどを心がけ、冷えを防ごう。

- おやつは砂糖の甘味でなく、果物など自然の甘味に。ナツメなどのドライフルーツや旬の果物にしよう。

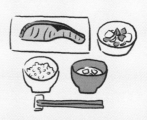

エネルギーの高い季節の食材をバランス良く食べよう。

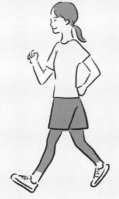

1日10分でもいいから体を動かそう。

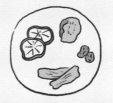

おやつは皿に盛って、食べ過ぎ予防。

Do!

- ウォーキングやストレッチ、ヨガなど無理のない運動で体を動かそう。

- その日のうちに寝る、早寝を心がけよう。

NG

- めまいや立ちくらみを防ぐため、空腹時の激しい運動やサウナ、岩盤浴などを控えて。

- 菓子パンや人工甘味料入りの飲み物だけで食事をすませないで。

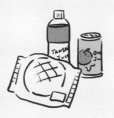

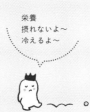

栄養摂れないよ〜
冷えるよ〜

043

「高血圧」

 高血圧は、血流が滞るドロドロ血「瘀血」から起こると
されています。その大きな要因は生活の不摂生です。

 塩・脂・甘が多い食事を好み、体は動かさず、
喫煙やストレス → 肥満 → 血流が滞り → 高血圧という、
負のサイクルに。
気づかないうちに高血圧になっていて健康診断で発覚！
という人も多いのです。

高血圧を放置すると、
脳卒中や心疾患にもつながるリスクが高まります。
血流をスムーズにして、血をサラサラに保ち、
血圧を安定させるためにも、
生活習慣、食生活の見直しはマストになります！
できることから１つ１つ改善しましょう。

高血圧を改善する習慣

- 外食は控え、塩分控えめの薄味嗜好に。新鮮な食材で家ごはんを楽しもう。

- 柑橘類やハーブ、香草類など香りの良い物を摂って、ストレス発散しよう。

強いストレスで血圧が高くなりがちなときは、レモンバームやカモミールなどのハーブティーがおすすめ。

- ウォーキングやラジオ体操、水泳など有酸素運動を習慣に組み込もう。

- ストレスを発散できる、自分なりの趣味を持って。

- 早寝早起き。遅く寝ても早起きを大事に。

- 暴飲暴食をしない。思いつくままに食べず、ちょっと考えて食べよう。

「これOK？」食べる前に体に聞いてあげて。

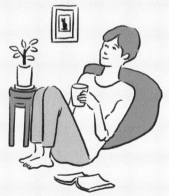

コーヒータイムで上手に息抜きして
（1日3杯までに！）。

コーヒータイムで
ストレス発散

その昔、コーヒーは「薬」として飲まれていたもので、薬膳的にみると多くの効用あり。
精神的な疲れをやわらげるリラックス効果があり、生活習慣病の予防になってくれる面もある。
ただ薬も飲み過ぎると体にマイナスになるので、適量が大事。

＊胃腸が弱い人や生理中は摂り過ぎ注意。

044

「生理前の不調、PMS（月経前症候群）」

多くの女性を悩ませる「PMS（月経前症候群）」。
生理の1〜2週間くらい前から、頭痛、眠気、便秘、
下腹部や乳房の張りなどの「身体的な不快」と、
イライラ、憂うつ、情緒不安定など「精神的な不快」の
症状がみられます。

PMSの原因には生理前後の女性ホルモンの変化が
関係すると考えられ、生理が始まると
症状が軽くなることも特徴です。

PMSで最も多い
「イライラ、乳房の張りなどが強くあらわれる」タイプは、
中医学でみると、体内のエネルギー「気」の巡りが滞る「気滞」。
ストレスを感じやすい敏感な人は
普段からこまめにストレス発散をしておきましょう。

PMSや生理トラブルは普段の食事や行動で軽減できます。
女性と生理のつき合いは長いからこそ、
積極的なケアで対処しましょう。

体内の気を巡らせ、PMS を軽減する習慣

Food

● 気持ちをリラックスさせる食材で、高ぶった神経を鎮めよう。
みかんや柚子など旬の柑橘類、カモミールなどのハーブ、三つ葉やパクチー、春菊などの香味野菜がおすすめ。

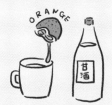

紅茶や白湯、甘酒など飲むときにレモンやスダチ、みかんなど柑橘の果汁を少し入れて。爽やかな飲み心地で気持ちもスッキリ、モヤモヤが少し晴れる。

NG

● カフェインを含むコーヒーや紅茶はいつもより控えめに。刺激物は避けて。

● 生理前や生理中にしがちな甘いお菓子やチョコのドカ食いに「いいことなし！」と自制して。

● 冷えたビールやアイスクリームなど、どうしても冷たい物を飲食したいときは、＋ホットドリンクを心がけて。

アイスクリームのお供には温かい飲み物を！

Do!

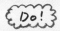

● 気を巡らせるためには、呼吸を健やかにする瞑想やヨガ、ストレッチなどが有効。

● 生理前は気分が沈みがちなので、家族や友人とおしゃべりを楽しんだり、お笑いをみて笑ったり、泣ける映画をみたりして、気分転換をして。感情豊かに過ごそう。

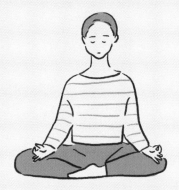

1日1〜2分だけでもOK。落ち着ける場所で目を閉じて呼吸を整えよう。

045

「生理痛、生理の冷え」

 初潮が12歳、閉経が50歳で毎月生理があると仮定すると、
一生に生理は約450回となります。
さらに経血(生理で流す血)が毎月約100mlと仮定すると、
約50ℓにも！かなりの期間と出血量となるので、
生理中をいかに快適に過ごすかは重要です。

 生理中の女性は血が不足する「血虚」になりやすいのです。
この血虚タイプはクヨクヨ、イライラしやすく、眠りも浅く、
情緒不安定などの症状もみられます。
補血食材(P.105)を積極的に摂って、
その日のうちに寝るようにしましょう！

 生理中は冷えが大敵。とくに生理痛がひどい人、
生理の経血に塊が混じっている人は絶対冷やしてはダメ！
衣服で防寒したりカイロを貼ったりして、
冷たい飲食物は避け、温かい物を摂りましょう。

生理痛をやわらげる手当て

【関元】のツボを温める

Do! 生理前・生理中は「関元」のツボで下腹部を温めよう。
カイロなどで冷やさないだけでも生理痛が軽減。

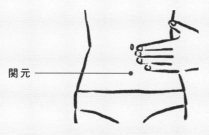

関元

このツボにカイロを貼ったり、
湯たんぽを当てたり、腹巻きを
して温めても。

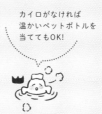

カイロがなければ
温かいペットボトルを
当ててもOK!

おへそから指4本下、丹田にあるツボ。

昔ながらの生薬ヨモギを食べて

Food ヨモギは体を温める働きがあるとされ、冷え症、生理痛、不
正出血、湿疹などに有効とされてきたもの。スイーツや入浴
剤など、身近なもので試してみて。

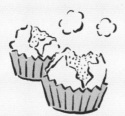

ヨモギ蒸しパンやヨモギ餅、
ヨモギ茶などをおやつに。

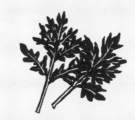

日本のハーブ、ヨモギは万能な
野草。フレッシュな葉の香りも
魅力。

046

「生理中のNG行動」

 生理中は気（エネルギー）や血をいつも以上に消耗しています。
自分の体の負担を重くするような
NG行動（右ページ）はとことん避けましょう。

 生理痛が重いタイプの人は、食べ過ぎに注意しましょう。
とくにチョコレート、ココア、チーズ、ワイン、キムチなど、
「チラミン」という成分が入った食材は血管を収縮させるため、
生理痛の悪化にもつながるので避けて。

 体から排血をしているのですから、
生理中はしんどかったり、弱っていて当然です。
「ちゃんとしよう」と頑張り過ぎないことも大切な心がけ。
栄養のある物を食べて、しっかり寝て。
生理中は充電期間と考えて、
自分の体を大事にしてあげましょう。

生理中に「やってはいけない！」習慣

NG

甘い物の食べ過ぎ、お酒の飲み過ぎ

チラミンを含むチョコやココアやワイン、ケーキなどの糖質、ビールやアイスコーヒーなど冷たい飲み物は体を冷やすので避けて。

冷え症、肩こり、偏頭痛持ちにもNG！

NG

パソコン、スマホなどによる目の使い過ぎ

目を酷使すると、血液不足が加速し、肩こりや頭痛を誘発させることにも。生理中はとくに目を休める意識をして。

NG

ダイエットや激しい運動

血が足りない体に、ダイエットで食事制限や激しい運動で負荷をかけると、血もエネルギーも大きく不足することに。疲れ過ぎない適度な運動やマッサージで血を巡らせるのは有効。

NG

夜更かし、寝不足

睡眠は血を補う時間。生理中は一にも二にも睡眠を。睡眠不足は血の不足につながるので夜更かしは大敵。ゆったりとした音楽を聴いたりして、リラックスして早寝しよう。

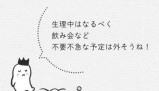

生理中はなるべく
飲み会など
不要不急の予定は外そうね！

NG

長風呂やサウナ

生理中に30分以上の長風呂やサウナは体力を消耗し過ぎるので控えよう。お風呂で体が温まると痛みがやわらぐので、適度な入浴は有効。

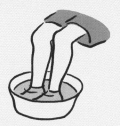

生理が重くて全身浴はしたくない気分なら、足湯で温めても。

047

「産後の不調、産後うつ」

出産という「大仕事」をして疲労困憊の女性の体は、
中医学でいうと、「気」と「血」を消耗した「気血両虚」の状態です。
気血とは、心と体の健康を支えるエネルギー源。
それらが大きく不足している産後は、
体調を崩しやすく、落ち込みやストレスに対抗する
パワーも弱くなっているのです。

気分の沈みやイライラ、無力感、集中力の低下などの不調に
悩まされる「産後うつ」の症状も、気血の消耗から。
リカバーには、気血を「補う」こと。体を温め、栄養を摂って体内に
血が十分に巡ることで、心の不調も起こりにくくします。

胃の経絡（エネルギーの通り道）は乳首を通っています。
産後の乳腺炎は、脂っこい物や香辛料などの暴飲暴食による
「胃熱」が原因であることが多いので、食事に気をつけて。

最近は産後もフルパワーで働く女性が多いですが、
不安のある車で走りながら
メンテナンスしているような状態。
後々の健康への投資と考え、「急がば休め」と肝に命じて！

産後にいい、気血を補う食材

 胃の働きが弱まっている産後は、甘みのある物や温性の食材で気・血を補うことを心がけて。

野菜
にんじん、ほうれん草、カボチャ、山いも、じゃがいも、椎茸など。

肉・魚・卵
鶏肉、豚肉、ラム肉、レバー、鮭、卵など。

実・豆
ナツメ、クコの実、落花生、栗、くるみ、黒ごま、きな粉など。

○
産後のおすすめ養生メニュー❶
サムゲタン

滋養のある鶏肉は病後食に最適！産後、生理前後、体力がない人にもおすすめ。

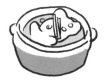

○
産後のおすすめ養生メニュー❷
椎茸卵スープ

椎茸には、気や血の巡りを良くする作用あり。卵は血を増やし、五臓（とくに心）を補養して潤す。椎茸と卵は頼れるコンビ。

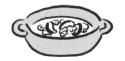

産後の養生ポイント

 ● とにかく睡眠。少しでも時間があればとことん休む！寝る！スマホやPCから離れて回復に充てよう！

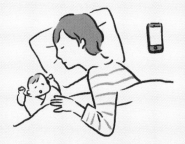

NG

● 体を冷やさないこと。冷たい水を触るのも避けて、洗い物は温水で！

● 授乳をすると喉も渇きやすいけれど、冷たい飲み物や果物などで体を冷やすことはタブー！

048

「更年期の不調」

 更年期は閉経の前後5年間（一般に45〜55歳頃）とされ、
加齢によって卵巣機能が衰え、女性ホルモンの分泌量が減少します。
これが、更年期にあらわれる不調の原因の1つと考えられています。

 中医学では更年期症状の根本原因を「腎」の衰えと考えます。
腎は生命エネルギーの源「精」を蓄える臓器で、
発育や生殖などの機能と深く関わっています。
加齢によって腎の機能が衰えると、
ホルモンバランスの乱れが起こりやすくなります。

 更年期の症状は人それぞれに多様で、
「わかってもらえない」つらさもあります。
ですが更年期は人生の1つの季節であって、
時を経ることで、必ず落ち着くもの。
あまり深刻に悩み過ぎずに、
体の変化を受け入れて穏やかに乗り切りましょう。

更年期を機嫌良く過ごす養生ヒント

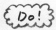

できるだけ規則正しい生活を

早寝早起きで、日中に活動して。太陽のエネルギーを心身に授かることで、気持ちが前向きになれるはず。

 若い頃の気分で昼夜逆転の生活は疲れやすさを増すことに。

家に引きこもらず外出を楽しもう

お買い物や映画、美術館やカフェに行ったり。外出で気分転換をして。外の刺激を受けると、やる気も湧いてくる。

積極的に体を動かそう

ウォーキングや水泳、山登りなどで体を動かすようにしよう。体が温まると、気持ちがポジティブに！

つらいときは人に話す

症状がしんどいときは我慢せず、家族や身近な人にいろいろ話して。ただ聞いてもらうだけで、心がすーっと軽くなることも。

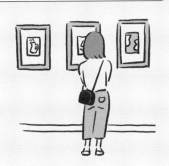

美しいものをみて、心をリフレッシュ。

自然の景色の中で動くと心が鎮まる効果も。

バランスのいい食事を心がける

体にやさしい、あっさりした味つけで野菜中心の食事がおすすめ。

 脂っこい物の食べ過ぎは発汗やほてりなどの症状を悪化させることに。体をほてらせる香辛料は潤いを奪うので唐辛子、こしょうなどの摂り過ぎは控えて。

リラックスはお酒よりお茶で

リラックスやストレス解消にはアルコールよりお茶やハーブティーなどがおすすめ。自分の好きな茶葉をあれこれ試してみても。

049

「更年期のほてり、のぼせ、動悸」

 腎には全身の陰陽をコントロールする働きもあります。
更年期に腎の機能が低下することで陰陽のバランスが崩れ、
ほてり、のぼせ、冷えなどの症状もあらわれます。

 腎の働きが衰えるとその影響として
「肝」や「心」に不調があらわれることもあります。
肝や心はストレスや精神状態をコントロールする働きがあり、
その機能が低下するとイライラや憂うつ、不眠、動悸、
疲れやすさといった心身の不調を引き起こしやすくなります。

 更年期に至らずとも、女性は40代を超えると、
ホルモン分泌量の低下から自律神経が乱れやすくなります。
そのため心臓に問題がなくても、
動悸や息切れなどの不調を感じやすくなるのです。

更年期の不調に有効なツボ

冷えのぼせや、イライラなど自律神経のバランス改善が期待できる。
親指でゆっくり押して。3〜5秒ずつ押す→休むを繰り返そう。

【太衝】のツボ押し

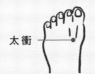

太衝

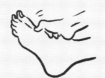

足の甲で、親指と人さし指の骨が交わるところから、やや足首側にある凹のところ。

痛気持ちいい強さで押そう。ツボの位置がわからないときは、ツボまわりに温タオルを当てても。生理前後のほてり、のぼせ、頭痛、めまい、イライラにも有効。

ほてり、のぼせにいい食材

豆腐
・豆腐には、①胃腸の働きを整える ②乾燥を潤す ③余分な熱や毒素を取り除くなどの働きがある。

・むくみ、のぼせ以外に、喉の渇き、空咳や黄色い痰が絡む咳、便秘などにも有効。

冷え症がひどい人は湯豆腐がおすすめ。どうしても冷ややっこが食べたいときは、みょうがや生姜、紫蘇など薬味をたっぷりのっけて食べよう。

イチジク
・イチジクには、①熱による喉の渇きを潤す ②空咳をやわらげる ③下痢・便秘解消 ④熱による喉の腫れ、痛みをやわらげる ⑤胃腸の調子を整えるなどの働きがある。

・女性ホルモンに似た働きがあることから、女性の養生食におすすめ。

旬の秋にはフレッシュのイチジクをサラダに入れたり、コンポートなどにしても美味。通年はドライイチジクをおやつに。

050

「アンチエイジング」

 中医学では、**エイジング（老化）と**
一番関係の深い臓器を「腎」と考えます。
腎はホルモンや泌尿器系、生殖器系、免疫系の働き、
生命の根源となる機能をつかさどります。

 腎は骨・脳・髪を育む機能があり、
腎が弱まることで、**腰痛やひざ痛、白髪、歯が弱まり、**
耳が遠くなり、骨粗しょう症や頻尿、健忘症など
いわゆる「老化現象」があらわれます。

 「**腎**」は「**耳**」と深い関係。イヤホンで音漏れするほど**大音量で**
音楽を聴く人がいますが、それは腎を消費する行為で、
老化を促進する一因にも。テレビを爆音で見るのも同様です。

 エイジングケアにおすすめなのが、
足裏にある「腎」のツボ「湧泉」（右ページ）。
（ゆうせん）
その名の通り気力や元気が泉のように湧くツボで、
慢性疲労、倦怠感の悩みにも有効です。

エイジングケアにいい食材

Food

● 腎を補う「補腎」の効用がある「黒い食材」(P.247) を摂り入れよう。黒キクラゲ、昆布、海藻、黒豆、黒ごま、黒米、ココア、コーヒーなど。

○
**黒キクラゲは
炒め物や汁物にも、
オールマイティ**

乾物は水で戻し、食べやすく切って。旬の野菜とナンプラーやオイスター風味で炒めたり、味噌汁や鶏ガラスープに足せば栄養満点！常備フードにぜひ。

老化の不調に効く足裏のツボ

血液循環を調整するので、疲れを癒やし、むくみや下半身の冷え、ストレス緩和にも効用あり。
親指でゆっくりと3〜5秒ずつ押す → 休むを繰り返す。

【湧泉(ゆうせん)】のツボ押し

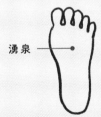

湧泉

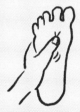

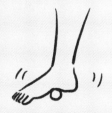

足裏の、足の指を曲げたときにくぼむところにある。アンチエイジングの他、冷え、生理不順など婦人病全般に有効。

足裏に両手の親指を当てて押したり緩めたり。
＊「三陰交」「血海」(P.35)のツボとセットでやるとさらにGOOD！

指で力を入れて押しづらい人は、青竹やゴルフボールなどを使って刺激しても。

051

「尿漏れ」

 中医学では「腎」は尿を作り、
膀胱に対して「尿をだす・止める」を司令塔のように
作用する働きをしていると考えられています。
また、腎は体内の水分代謝をコントロールする役割も担っています。

 生命エネルギーの源である腎は男女ともに30歳を超えると
自然と機能が弱り始めます。
とくに女性は更年期を迎える頃、
男性も初老の頃から尿漏れなどの不調が起きやすくなってきます。

 加齢による尿漏れの頻度が高い場合には、夜の頻尿も気になるように。
また、腰痛、腰の冷え、足腰が弱くなる、めまい、耳鳴り、物忘れ、
むくみ、前立腺の肥大といった症状もあらわれます。
腎の機能を高めることは、尿のトラブルはもちろん
体全体の老化予防にもつながるので、積極的な養生を心がけましょう。

尿漏れ対策に、骨盤底筋体操

 尿漏れが気になってきたら早めに始めよう。
1日数回、5セット以上を目安にして。
毎日続けることで、2〜3週間で効果が期待できるのでトライしよう。

［基本］

① 仰向けに寝て、足を肩幅に開き、両膝を軽く立てる。力を抜いてリラックス。

② その姿勢で、5秒ほどかけて肛門・尿道・膣をきゅっと「締める→緩める」。これを2〜3回繰り返す。

③ 次はゆっくりと「ぎゅっと締めて3秒ほど停止→その後ゆっくり緩める」。これを2〜3回繰り返す。慣れたら締める時間を少しずつ延ばしていこう。

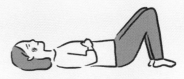

ポイント ・動きはゆっくり。
・お腹に力を入れないように。

［応用］座った姿勢でも

イスに座った姿勢で足を肩幅に開いて足裏を全面床につけて「締める→緩める」の体操を行う。

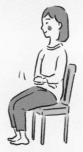

デスクワークやテレビを見ながらでも。

尿トラブルにいい腎を補う「補腎食材」

 胃、体を冷やさないように、「黒い食材」(P.247)など、意識して摂り入れよう。

黒い食材
黒豆、黒ごま
黒キクラゲ、牡蠣など。

温性の物
鶏肉、牛肉、ラム肉、エビ、ニラ、紅茶、生姜など。

粘り・渋みのある物
山いも、栗、銀杏、もち米など。

木の実類
くるみ、松の実、クコの実、アーモンドなど。

鹹味(自然の塩辛い味)の物
シジミ、ヒジキ、海苔、ワカメなど海藻類。

052

「頻尿」

 通常、排尿回数は1日に5〜6回が正常、
それ以上だと頻尿、それ以下だと尿量が少ないとされます。
とはいえ、季節で回数は変化し、
一概に1日に何回以上が異常とはいえません。
自身で排尿回数が多くなったと感じる場合には
頻尿を疑いましょう。

 中医学では頻尿の原因は、尿漏れ(P.124)と同じく、腎の弱り。
体質でいえば、体を温める根本的な力が弱くて体が冷え、
膀胱も尿を蓄えることができない「陽虚」タイプ(P.244)と
考えられています。

 体を温める力は年齢とともに衰えますが、それに加えて、
女性はもともと温める力が男性に比べて弱い傾向。
ですから、女性や中高年層が陽虚の体質になりやすく、
頻尿の悩みが多くなってきます。

頻尿の改善に、体を温める食材

 Food

頻尿の原因が、体を温める力が衰えている陽虚体質の場合、とにかくお腹の中から温まる食事を心がけよう。

● 日頃から冷えが気になる人は、鶏肉、牛肉、ラム肉、エビなどを使ったスープや鍋がおすすめ。

● 生姜、ニンニク、ネギ、こしょう、山椒など体を温める香辛料を料理に上手に活用して。

● 食材については、尿漏れの養生ページにある、「補腎食材」(P.125)を摂り入れよう。

体の芯から温める
牛肉やエビの養生スープ

牛肉ポトフ
牛肉とトマトのスープベースに、根菜や豆、ネギ、生姜を合わせて。

エビスープ
エビと鶏ガラのスープベースに、きのこ類やニラ、ニンニクや生姜を合わせて。

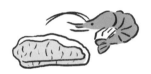

冷えによる尿トラブルは、下半身を温めて

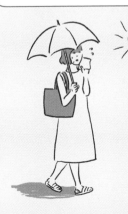

 Do!

● 1年を通して、腰まわりや足首を冷やさない服装を心がけて。
おへそがでそうな短丈のシャツや、サンダルに生足のスタイルは避けて。できれば夏も靴下をはいて足首を守ろう。

● おへその真裏にある「命門」(P.35)「腎兪」(P.103)のツボにカイロを貼って。体を温める「陽」の気を逃がさないようにしよう。

053

「多汗」

多汗症＝汗が異常に多い状態は、
中医学的に考えると元気不足の「気虚」で、
とくに肺の元気不足が一番の要因とされます。

汗は体にとって必要な水分（津液）であり、
体をすみずみまで潤す滋養作用があります。
津液が汗としてでてしまう場合は、体表を防衛する力「衛気」が弱く、
汗の調整ができなくなった状態です。

肺の気が低下すると、汗腺を開閉する力も低下します。
疲れやすい人、冷え症の人、肥満の人や、
更年期の人などもその傾向があり、日中だらだら汗をかいたり、
ちょっと動くと汗が止まらなくなったり、
全身から汗をかく症状が多くみられます。

ストレスにより交感神経が過剰に働き、
汗が多くなることもあります。
肺の元気をとり戻すために、気を強化する食材を摂り入れたり、
生活習慣を少し見直すだけでも
不快な汗は改善されるものです（右ページ）。

多汗をやわらげる、おすすめ食材

汗とともに体を潤す滋養も体外へでるため、潤いを補足してくれる
「白い食材」(P.247)などを摂り入れよう。

Food

- 豆腐、山いも、梨、りんご、みかん、白キクラゲ、ゆり根、くるみ、ナツメ、はちみつなど。

- お茶は、ジャスミン茶、菊花茶などが有効。

- 発汗作用がある生姜やネギ、唐辛子などは少量に抑えて。

お茶時間の潤いに
ナツメ入りのジャスミンティー

ジャスミン茶の香りに、ほの甘いナツメが調和して、心と体の潤いをチャージ。

多汗を防いでくれる生活習慣

Do!

- 野菜多めの食事にして、肉類や刺激物の摂り過ぎに注意する。

- 睡眠や食事の時間をなるべく規則正しくする。

- 休養と適度な運動を行い、汗をかいた場合には、こまめに水分を摂取する。

- ストレス対処法を持つ。

・緊張したときは、息を吐く癖をつける。

・緊張をやわらげる、手のツボ「労宮」を押す(P.211)。

・お気に入りの喫茶店や散歩スポットなど、1日のうちにやすらげる環境で過ごす時間を持つ。

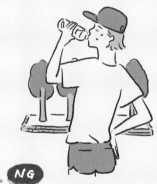

NG

汗をたくさんかいた後も冷水や甘い炭酸飲料水のガブ飲みはNG！無糖のホットドリンク、または常温水をゆっくりと飲んで。

五臓を養う五味

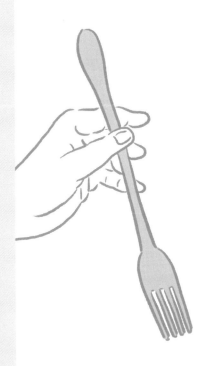

　食べることは、体の栄養となり精神にも滋養を与えてくれる、健康の礎です。その一方で、食べることは欲をともない、偏食や過食に走り、体の害になることもあります。自分の体にとって、益になる物を「選んで食べる」、これが養生の第一の秘訣になります。

　体質や体調に合った食べ物をどう選ぶか、そんな食養生の知恵こそ、中医学の得意とするところです。

　まず食べ物の味では、「五味」といって、「酸・苦・甘・辛・鹹」に分けられます。中医学では、この5つの味と体の5つの臓器が密接につながっていると考えられています。酸味は肝に、苦味は心に、甘味は脾に、辛味は肺に、鹹味(塩辛い味)は腎に、口から入った食べ物がそれぞれ相関する臓器の働きを高めるとされています。

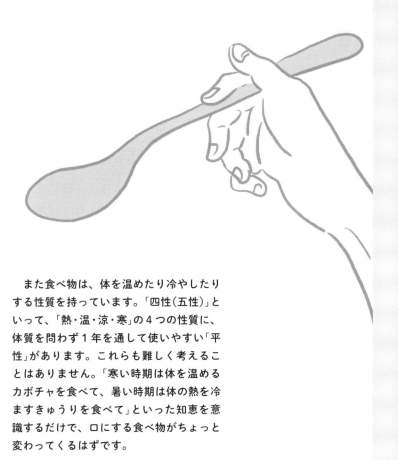

　また食べ物は、体を温めたり冷やしたりする性質を持っています。「四性（五性）」といって、「熱・温・涼・寒」の４つの性質に、体質を問わず１年を通して使いやすい「平性」があります。これらも難しく考えることはありません。「寒い時期は体を温めるカボチャを食べて、暑い時期は体の熱を冷ますきゅうりを食べて」といった知恵を意識するだけで、口にする食べ物がちょっと変わってくるはずです。

＊「五味」は次ページを、「四性（五性）」は巻末資料（P.247）をご参考に。

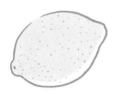

肝を養う
酸味 さんみ

梅干しのような酸っぱい味。
作用：体を引き締め、出過ぎるものを抑え、渋らせる。
一般的な効果：寝汗、下痢、尿の出過ぎなど。
梅、ざくろ、杏、酢、レモン、ローズヒップなど。

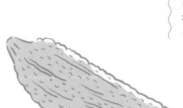

心を養う
苦味 くみ

ゴーヤのように苦い味。
作用：熱を冷まし、余分な水分や老廃物を除き、体内を乾かす。
一般的な効果：発熱、炎症、便秘など。
春の山菜、ゴーヤ、みょうが、アロエ、緑茶など。

脾を養う
甘味 かんみ

ホクホクした自然な甘い味。
作用：体力を養い、緊張を緩める。痛みの緩和。
一般的な効果：疲労、虚弱体質、胃痛、筋肉痛など。
米など穀類、いも類、冬瓜、はちみつ、砂糖など。

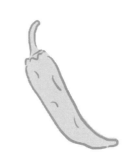

肺を養う

辛味 _{しんみ}

唐辛子やネギのような辛さ。
作用：発汗・血行を促し、気や血
の巡りを良くする。
一般的な効果：風邪、冷え症。
生姜、ニンニク、ネギ、こしょう、
唐辛子、ターメリックなど。

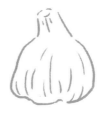

腎を養う

鹹味 _{かんみ}

塩辛い味のこと。
作用：固まりをやわらかくして、
排泄を促進する潤いを保つ。
一般的な効果：便秘、肥満、多痰。
昆布、海苔、貝類、エビ、カニ、
塩、醤油など。

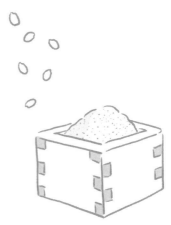

054

「胃腸の弱り、食欲不振」

昔から「日本人は胃腸が弱い」といわれてきました。その大きな理由は、
① 周囲を海に囲まれた日本特有の湿気の多さ
② 刺身やお寿司など、冷たい生ものを多く摂る食習慣
この2つが、体の内外で「脾(胃腸)」に
負担をかけているといわれています。

胃腸は湿気に弱く、湿気が多いと働きが低下するとされています。
胃腸のケアとして、
体内に余分な湿気をためない食養生を心がけましょう(右ページ)。

中医学では、「脾の液は涎(よだれ)」といって、
寝起きに「ヨダレがすごく出ている」状態なら、
胃腸が弱ってきているサインとみられます。
また、電車ですぐ座りたい、重だるい、下痢しやすい、
なども胃腸が弱い体質と考えられます。

「食べる気がしない」「食べたいけれど食べられない」といった
食欲不振は、精神的なストレスが原因とも考えられます。
くよくよ悩み続けると、さらに胃腸を弱らせるので
考え込むのはやめましょう。

胃腸の働きを助ける食材

● 米、カボチャ、さつまいもなど、胃腸の気を補ってくれる穀物、
自然の甘味の食材を積極的に食べよう。

さつまいも
胃腸を整えて強くし、気力や体力を養ってくれる。加えて、疲労回復やむくみ解消の作用もある。

おいもさんはお通じにもいいよ

さつまいものレモン煮

さつまいもをレモン果汁とはちみつで甘酸っぱく煮上げる。疲労による食欲不振のとき、便秘気味や母乳の出が悪いときにも、おすすめの滋養おやつ。

胃腸の不調に効くお腹のツボ

● 息を吐きながら、両手を重ねてゆっくり押して。
3〜5秒ずつ、押す→休むを繰り返す。

【中脘】のツボ押し
（ちゅうかん）

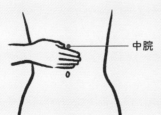

中脘

みぞおちとおへそを結んだ線の真ん中。おへそに当てた小指から親指まで5本の指幅のあたり。

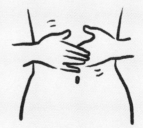

両方の手を重ねて、ツボに当て、気持ちがいいと感じるくらいに押す。カイロなどで温めてもOK。

055

「食べ過ぎ、胸やけ、胃もたれ」

 胃の働きの１つに、中医学では「腐熟」といって、飲食物を消化し、
ドロドロの粥状に変化させる作用があると考えます。
コンビニ弁当など、防腐剤たっぷりの物を食べ続けると、
腐熟の働きが弱まり、消化不良、胃もたれ、胃のムカつき、
ゲップ過多といった症状を誘因します。

 暴飲暴食により24時間365日働きっぱなしの胃腸は疲れきって、
胃もたれや胸やけを起こします。
そうなったときはまず１食抜いてみて。
「食べない養生」で、胃腸に休息を与えると、
体にたまった毒素を排出できて、体調が整うことが多々あります。

 「空腹」の感覚を忘れないで。
時間だからと義務感で食べずに、お腹がグーッと鳴って、
お腹が空いてから食べるようにしましょう。

食べ過ぎ予防の養生ヒント

「腹八分目」の感覚を身につける

食後の感覚として、「胃の膨満感がなく苦しくない、体が重くならない、眠くならない」の３つを満たせば、腹八分目の状態といえる。

最初は汁物から口にして

食べ順を意識する。先にスープやお味噌汁など温かい汁物を飲むと、消化液の分泌を促進し、気持ちのいい満腹感が得られ、食べ過ぎ予防につながる。

食べ過ぎ脳をリセット

「つい食べ過ぎる」人は、「おいしそう」「食べてみたい」という脳が欲しがるままに食べているから。食べる前に、お腹に手を置いて胃腸の声を聞いてみると、食べ方も変わるはず。

腹八分目を実行するコツ

噛む回数を増やして、「お腹がいっぱいになってきた」と感じる頃合いで食事を終わらせる。

ごはん小盛りが寂しかったら、小さめの器を使って。少しずつ食事の量を減らしていければOK。

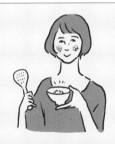

胸やけ、胃もたれを緩和する食材

● おすすめの食材は、キャベツ、大根、長いも、栗、陳皮（みかんの皮）、パイナップルなど。

「天然の胃腸薬」
キャベツを食べて

胃の粘膜を保護、修復し、胃の働きを助けるので胸やけや胃もたれ、胃酸の過剰分泌を防ぐ。

キャベツトマトスープ

胃腸の働きを助けるトマトをスープベースにキャベツを入れて煮込む。パセリやかいわれ大根などを加えると、ストレス緩和にも。疲労回復、風邪などの予防にも。

056

「むくみ、水分の摂り過ぎ」

胃腸の機能は37〜38℃くらいの温度のときに最もよく働きます。
あまり温度が下がるとその働きが落ちて、消化不良を起こします。

例えば、冷たい物を飲んで胃の温度が1℃下がったとすると、
血液が胃に集まり、おおよそ4〜5時間かけて元の温度に
戻そうとします。その間、胃の消化機能が滞るわけです。
毎日冷たい飲み物をガブガブ飲んでいると、
それだけで胃腸に負担になることを知っておきましょう。

1日の終わりに「足首のくびれがなくなるほどむくむ」という
悩みを持つ人が多いですが、
これは体内の水分調整機能の不調による可能性が大。
余分な水分を体外にだす、利水作用のある食べ物などを
摂り入れましょう（右ページ）。

水をたくさん飲むことが健康法にもなっていますが、
冷え症の人には逆に負担にも。
体内にたまった水分がうまく排出されずに滞り、
むくみを引き起こすことになります。

むくみ予防に、余分な水分を控える

NG

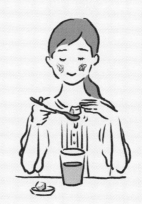

- **食事中の水の摂り過ぎ**
  胃液が薄まるので、消化不良になりがち。消化不良になると、胃の負担は増えて倦怠感マックスに！食後に温かい飲み物を少しずつ飲もう。

- **暑い日の冷たい飲み物の
  ガブ飲みはタブー。**

- **冷蔵庫からだしたてのよく冷えた
  野菜や果物をすぐ食べると胃腸の
  不調のもとに。常温か、または火
  を通してから食べるようにして。**

外食では「お水は氷なしでお願いします」を
口ぐせに。

余分な水分を除く、おすすめ食材

Food

- 利水作用のあるきゅうり、ズッキーニ、トウモロコシ、
  春雨、小豆や黒豆などの豆類がおすすめ。

- 唐辛子や生姜、香辛料など辛みのある「発汗作用がある
  食材」で、汗をかいて、余分な水分をだして。

- キャベツ、カボチャ、さつまいもなど、胃腸の働きを助
  ける食材もむくみ予防に◎。

カボチャ
お腹を温める、胃腸の働きを高める、元気を補うなどの効用あり。むくみ対策の他に、食欲低下、胃のムカムカ、体のだるさ、急な冷えによる下痢、軟便などにも有効。

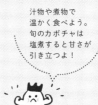

汁物や煮物で
温かく食べよう。
旬のカボチャは
塩煮すると甘さが
引き立つよ！

「肥満解消、ダイエット」

 中医学による「ダイエット」とは、食事をコントロールして
肥満を予防し、健康を保つことが本来の目的。
「痩せる」だけを目的に、過剰な食事制限や運動をすると、
貧血や生理不順、骨粗しょう症、抜け毛、肌荒れ、うつ、不眠
といった不調を招くので要注意です。

 「痩せている＝美」という間違ったイメージから、標準的な
体重なのに「もっと痩せたい！」という人が少なくありません。
まず自分の適正体重を知って、
肥満気味なら健康的に体重を落とすように心がけて。

 中医学の視点では、肥満は食べ過ぎや運動不足の他に、
体内の不調から「太りやすい体質」があると考えます。
おもに ①リンゴ型肥満、②洋ナシ型肥満、③痩せ型肥満、と
３タイプの肥満があり、体質別に不調を改善することが
ダイエットの基本になります（右ページ）。

 中医学的なダイエットでは、肥満解消はもちろん、
体全体に元気もでて、肌や髪のツヤもアップし、
より健康に美しくなることに。リバウンドもしにくくなり、
キレイに痩せることができます。

体質別の不調改善で、ダイエット養生

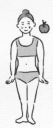

リンゴ型肥満

（内臓脂肪型肥満）

特徴

● 内臓脂肪が過剰に蓄積し、ウエストまわりが太いタイプ。

● 暴飲暴食、慢性疾患、加齢などから、ドロドロ血の血行不良を起こして脂肪がたまった状態。

● このタイプの肥満は、動脈硬化症や狭心症、脳梗塞、糖尿病といった生活習慣病につながりやすいので注意。

対策

● 脂っこい物、甘い物を控えて、腹八分目の食事を心がけて。

● 適度な運動で、体全体の代謝を上げる。

Food

イワシやサバなど青魚、玉ネギ、ニンニク、生姜、ニラ、らっきょう、黒キクラゲ、桃、紅茶、ほうじ茶などを積極的に摂ろう。

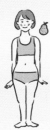

洋ナシ型肥満

（皮下脂肪型肥満）

特徴

● 皮下組織に脂肪が蓄積し、腰まわり、お尻など、下半身が太いタイプ。

● 胃腸の働きが弱いため、水分代謝が落ちて体内に余分な水分や汚れがたまりがち。いわゆる"水太り"のような肥満。

対策

● 過食に注意して、野菜中心でバランス良く栄養を摂る。

● 冷たい飲食物は控え、胃腸に負担をかけない温かい食事を心がける。

Food

レタス、もやし、大根、冬瓜、コンニャク、ゴボウ、春雨、ところてん、海草類、ウーロン茶など利水作用や通便作用のある食材を積極的に摂ろう。

痩せ型肥満

（あまり食べないのに太る肥満）

特徴

● 見た目は痩せているのに内臓脂肪が多いタイプ。年齢を重ねて痩せにくくなった人が多い。

● 胃腸の働きが弱まり、エネルギー不足に。体を動かすのが億劫になって脂肪燃焼が不十分になり、「あまり食べていないのに太る」という状態。

対策

● 脂肪燃焼できる「太らない体質」になるために、体内のエネルギー「気」の巡りを良くする。偏食に気をつけ、歩いて足腰を鍛える。

● 痩せようと無理に食事制限をすると、さらに気が不足するので注意を。

Food

にんじん、さつまいも、カボチャ、山いも、ネギ、豆類、きのこ類、穀類、肉類、ナツメ、クコの実、ほうじ茶などを摂ろう。

058

「偏食、辛味・甘味の摂り過ぎ」

 「肥甘厚味」と呼ばれる「脂肪、甘い物、味の濃い物」は、
すなわち「おいしい物」ですが、
これらは胃腸の消化吸収を弱めます。
ケーキやフライドポテト、ラーメンなど、
味の濃い物などを食べ過ぎると花粉症やアレルギー、鼻炎、
アトピー、冷え症などが悪化しやすくなります。

辛味ジャンキーは、体内の「潤い」不足になり
カラカラ、イライラしがちに。
甘味ジャンキーは、老廃物などの「痰湿」が増えて血がドロドロに。
胃腸の調子が悪くなり、疲れやすく、むくみやすく、
体が重だるくなります。

 人には体質や気質があり、負担がかかるところは異なります。
辛い物ばかり食べても平気な人もいれば、
辛い物を食べ過ぎると下痢をする人も。
友人が元気になる食べ物でも、あなたが食べると不調になることも。
自分の体質、食べ物の性質を知っておくことが大事です。

脱・偏食に、胃腸をケアする食材選び

偏食がちな人は、胃腸が弱っている傾向に。偏食生活から抜けだすために、まずは胃腸にいい食材選びを3つのポイントから意識してみよう。

Food

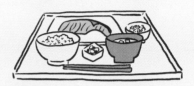

地産地消の食材を選ぶ
自分が住む土地の自然を愛する気持ちで、身近な食材を食べよう。

旬の野菜を、火を通して食べる
とくに葉っぱの野菜（チンゲン菜、小松菜、白菜、キャベツ）を積極的に。

海の物と山の物をバランス良く
「焼き魚に大根おろし」「豆腐とワカメの味噌汁」といった感じで、1食の中に海と山の食材を入れると難しくない。

トマトだけ、玉ネギだけ、ゆで卵だけなど体に良いものでも食べ過ぎると、逆に不調を起こすことも。世の中に1つだけ食べていればOKという食べ物はなく、バランス良く組み合わせることが一番！

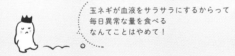

玉ネギが血液をサラサラにするからって毎日異常な量を食べるなんてことはやめて！

甘い物・揚げ物の好物は、「ご褒美」制度に

- 甘い物や揚げ物などを好物とする人は、普段はバランスのいい食事を意識しながら、たまの「ご褒美」としておくと気楽で、制限もしやすい。

- スイーツ好きな人も、普段のおやつは旬の果物などに替えて。その代わり、「1週間頑張って甘い物を控えたら、週末は好きな物を食べる！」といった「ご褒美制度」にしてみよう。たまに食べるからこその特別感があり、楽しみにもなる。

- 甘い物や揚げ物などをご褒美で食べるときは、楽しい気分で食べよう。「食べちゃダメなのに」と罪悪感を感じながら食べると、ストレスになって心の悪影響に。食べた後に体にいいことをするようにして、メリハリをつけよう。

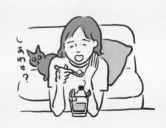

059

「胃腸を整えてくれる米食」

 米食は、気候や土地に沿った伝統食で、
長い年月をかけて日本人の体を育んできました。
江戸時代、来日した西洋人が驚いたことは、飛脚の足の速さ。
肉食にすればより速くなるのでは？と
西洋式の食事を摂り入れたところ、飛脚の速度はガクッと落ちたとか。
日本人の体には、やっぱり和食が一番の養生食なのです。

 米は体に元気を与えてくれる自然の甘味、
そして季節や体質を問わず体を養う「平性」の性質があり、
胃腸の調子を整えてくれる食材です。
疲れ気味、息切れ、めまい、胃もたれ、食欲不振のときには、
麺類より、ごはん、お粥がおすすめです。

 食習慣の変化から、米よりパンや麺などの小麦を主食にする人も
増えました。ただパンなどの小麦の加工食品は、
体を冷やす性質があり、代謝も下がりやすくなります。
一方、ごはんは体を冷やしにくく、エネルギー効率が良く、
消化がいいので胃腸が弱い人にもおすすめ。
胃腸に不調を感じる人や疲れやすい人は、
まずパンをごはんに替えることから、生活改善を始めてみてください。

体を整える、おにぎり養生

朝や昼ごはんに、簡単に作れる「おにぎり」を食べよう。体にやさしく頼もしいお米の力に、体を温める働きを持つ自然塩を使い、さらに海藻や野菜など混ぜ込む具材でエネルギーを摂り入れて。なにより人の手の「気」で結ぶことも、心と体の元気にプラスに作用して、養生にぴったり!

らっきょうとおかかのおにぎり

らっきょうを細かく刻んで、かつお節と醤油(1:1)で和える。この具をごはんに混ぜて、おにぎりに握る。かつお節は手足の冷えにいい。

トウモロコシと桜エビのおにぎり

桜エビと塩ゆでトウモロコシ(缶詰でも)をごはんに混ぜて、おにぎりに握る。トウモロコシはむくみ解消にもいい。

くるみ味噌のおにぎり

刻んで乾煎りしたくるみをみりんと味噌(1:1)で和える。この具をごはんで包んで、おにぎりに握る。くるみは老化予防にもいい。

松の実とゆかりのおにぎり

ゆかりごはんに、香ばしく乾煎りした松の実を混ぜて、おにぎりに握る。松の実は体を潤して、美肌にもいい。

焼き梅おにぎり

梅干しはフライパンでこんがり焼き、種をとってちぎったものをごはんで包んで、おにぎりに握る。焼き梅干しは、疲労回復にいい。

塩昆布おにぎり

塩昆布とゆでた枝豆をごはんに混ぜて、おにぎりに握る。昆布と枝豆は、血の巡りを良くして、胃腸の働きを補ってくれる。

きな粉おにぎり

きな粉・じゃこ・白ごまを混ぜて、ごはんを握ったおにぎりに振りかける。きな粉は胃腸を整えて、じゃこは体の元気や血を補い、白ごまは体を潤す作用がある。

鮭と香菜のおにぎり

焼き鮭や鮭フレークとごはんにハーブのディルやパクチーを混ぜて、おにぎりに握る。鮭と香菜は相性抜群。鮭は体を温めるので、冷え症にいい。

具材の組み合わせは、自由にアレンジして!
白ごはん、玄米ごはん、雑穀ごはんなど、お好みで!

060

「二日酔い」

 中医学では、お酒の飲み過ぎによって体内にできた老廃物を
「酒毒」といいます。お酒を飲むときに
酒毒を除く食材を摂り入れることで、
酒毒をあまり気にせずに飲むことができます（右ページ）。

 日本人は胃腸が弱い体質の人が多いので、冷えた生ビールや
シャンパンなどを多量に飲むと、胃腸の機能も低下しがち。
酒毒による症状は、二日酔いなど胃腸の不調以外に、
むくみやめまい、ニキビ、体重増加、頭痛、冷えなど、
特に女性にとっては嬉しくない不調がたくさんあります。

 アルコールは体内で分解する際に水を必要とします。
そのため飲酒をすると喉が渇いて、水分を余分に摂り過ぎて、
むくみを引き起こします。消化を促進する食材をおつまみに
食べるなどして、アルコールから胃腸を守りましょう。

 お酒を飲んで、楽しく笑えて、おしゃべりが弾んで、
悩みを打ち明けて心が軽くなったり……。
ストレス社会では、お酒で上手に気を巡らせる時間も大事に
なってきます。だからこそ健やかな飲み方を知って、
お酒に飲まれて体に害を及ぼすことのないようにしましょう。

お酒を飲むときの養生ヒント

飲む前に白湯で温める

アルコールのダメージを少しでも軽くするため、お酒を飲む前に白湯を飲んで胃腸を温めておこう。

お酒の席では水分補給を必須に

アルコールは体から水分を奪ってしまうので、水を飲まずにお酒を摂取し続けると、脱水症状を引き起こす。お酒と同じペースで水を飲んで、水分代謝を高めて酒毒を排出しよう。

Food

おつまみは、酒毒の解消にいい食材で

● タコ、イカ、ホタテ、酢の物、柑橘類など、「酒毒を下ろす」といわれる食材を積極的に摂り入れて。

● 枝豆、白菜、ハト麦などはむくみ予防に効果的。とくにむくみやすいビールを飲むときはおすすめ。

● 大根やゴボウ、緑豆、もやしなどは老廃物排出効果が高く、お酒を素早く排出させる。

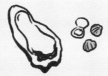

味噌には解毒効果もあるので、シジミの味噌汁や牡蠣の土手煮など、味噌メニューは効果大。

飲酒後にツボを刺激して

二日酔いを軽くするツボが[足臨泣（あしりんきゅう）]。飲酒後にやさしく刺激しておこう。

【足臨泣】のツボ押し
あしりんきゅう

足臨泣

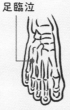

足の薬指と小指の付け根のところ。

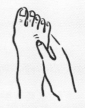

ゆっくり呼吸しながら、親指で10秒間じわ〜っと押す→休むを3セット。

悪酔い、二日酔い防止には酸味

古くから「酸味は肝を助ける」といわれており、レモン、グレープフルーツ、梅干しなどの酸味のあるものは二日酔い対策として有効な食材。

翌日は白湯やお茶をたっぷり飲んで

飲んだ翌日の午前中は、酒毒を早く排出するために水分をたっぷり摂ろう。胃腸を整えて代謝を高める白湯や、解毒作用がある緑茶などがおすすめ。

061

「乗り物酔い」

 中医学は、乗り物酔いは体内の水分代謝が悪くなって
体内に余分な水分が滞っている「痰湿」が原因の1つとみられます。
この水がゆられることで、乗り物酔いの不快感、ムカつき、
吐き気などがあらわれると考えられます。

 乗り物酔いを起こしやすい人は、
胃もたれ、胃腸が弱いタイプが多い傾向です。
口の中の粘り、舌苔のベタつきなどがある人は
乗り物酔いしやすいので気をつけて。

 乗り物に乗るときには、食べ過ぎない・飲み過ぎないこと。
とくに旅行や帰省の前など、乗り物に長時間乗る前は、
意識して胃腸を整えましょう！

 移動する前日は、睡眠をしっかりとっておきましょう。
とくに乗り物に弱い人は、ゆったりとした服装にして。
乗っている間は、遠くを眺めて、読書やゲームはやめておきましょう。

乗り物酔い対策にいい食材

 Food

乗り物酔いしやすいタイプは

- 玄米、小豆、そば、海藻、きのこ類、タケノコ、なす、アスパラガス、カボチャ、じゃがいも、コンニャク、バナナ、ウーロン茶、プーアル茶など。水分代謝を促す食材を積極的に摂っておこう。

乗る前には

- 大根、紫蘇、梅干し、キャベツ、春雨、ハト麦など。消化を助ける食材を摂り入れて、胃腸を整えておこう。

移動後には

- 米、豆類、山いも、キャベツ、にんじん、豆腐、鶏肉など。甘味で温性の食材を食べて弱った胃腸を養おう。

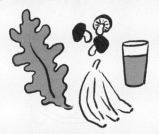

NG

- 乗る前に脂っこい食事、炭酸飲料を摂り過ぎると胃腸の負担になるので控えよう！

乗り物酔いをラクにするツボ

Do! 車酔いで胃がムカムカするときには、[内関]のツボを押すとスッキリ。深呼吸をしながら親指で、5秒ずつ押す→休む、を繰り返す。

【内関】のツボ押し

手首のシワから肘の方へ指3本分下がった位置にある。胃のムカつきをやわらげ、心をリラックスさせる。ストレス性の胃の痛みにも有効。親指の腹を使って、少し強めに7回ほど押してみよう。

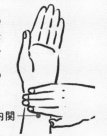

内関

ずっと押しておくのが大変なときは、絆創膏に米粒か小豆を1粒つけて、ツボに当たるように貼りつけて半日〜1日そのままに。じんわり長時間かけて刺激できるのがいい。

062

「腸内環境の悪化」

 わたしたちの腸内には 1000 種以上、
100 兆個以上の細菌が生息しているといわれます。
これらの複雑な微生物の生態系のことは「腸内フローラ」とも呼ばれ、
免疫機能や心の元気にも影響を及ぼします。
そのため腸内環境を整える「腸活」が注目されています。

 腸内細菌には善玉菌、悪玉菌、
日和見菌（善玉菌・悪玉菌の優勢な方に加担する菌）の 3 種類があって、
健康な状態なら、順番に 2:1:7 の割合で存在しているとされています。
小麦粉や動物性タンパク質を摂り過ぎる欧米型の食生活により、
悪玉菌が腸内で増えて腸内環境のバランスが悪くなり、
体や心に不調を起こしている人が増えています。

 「腸内環境が悪化する習慣」は次のようなことです。
1 つでもチェックがつけば、腸内環境が乱れている可能性があります。

□ 朝食を抜いたり、食事の時間が不規則になりがち
□ 肉類や揚げ物、インスタント食品、お菓子をよく食べ、野菜が少ない
□ 発酵食品をあまり食べない
□ お腹が冷えている
□ ストレスがたまりがち
□ タバコを吸っている
□ 運動不足になりがち
□ 寝不足で、寝つきも悪い

腸内バランスのために、気をつけたいこと

「腸内環境が悪化する習慣」（左ページ）を避けつつ、加えて下の2つも心にとめておこう。

刺身や寿司は薬味やツマと食べよう

Food

● お刺身やお寿司に添えられる薬味、大根・紫蘇・わさび・ガリには解毒作用や生もので冷えた胃腸を温めて、保護する力がある。とくに辛味は大腸を元気にしてくれる。

● 刺身につけるわさびは、生魚が腸で腐らないように防腐剤の働きをする。イカは生姜、焼き魚は大根おろしと合わせると胃腸をケアしてくれる。

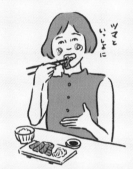

ツマといっしょに

● 薬味やツマになる、大根、紫蘇、わさび、ガリなどは、食あたりの予防や消化を助ける作用がある。

抗生物質を安易に飲まない

NG

● 抗生物質は、善玉菌も悪玉菌も区別なく腸内で菌を攻撃するので、不必要に飲むと、腸内環境のバランスをめちゃめちゃに破壊することにも。

● 風邪＝抗生物質で治すなど、万能薬のイメージを持っている人もいるが、風邪のウイルス自体には抗生物質は効かず、あくまで二次感染の予防とされる。抗生剤の使用を極力控える国があることも知っておこう。

Food

● 治療で抗生剤を飲んだ場合は、リカバー作戦をとろう。たっぷりの野菜（できれば無農薬野菜）を皮ごと使ったお味噌汁を、毎朝一杯飲もう。それだけで腸内細菌は着実に増えていく。

抗生剤を飲んだ場合は、プラスに気持ちを切り替えて、腸内に良い善玉菌をあらたに育てよう！

063

「発酵食の養生」

 昔から日本人が食べ継いできた醤油や味噌、酢、
かつお節、納豆、漬物などには、乳酸菌がたっぷり含まれています。
これら日本の発酵食品は植物性の乳酸菌であり、
ヨーグルトなど欧米食の動物性乳酸菌よりも、
胃酸に強くて、生きて腸に届きやすいといわれています。

 わたしたちの腸には、親から子へと受け継がれてきた乳酸菌がいます。
この自分のマイ乳酸菌を育てる「育菌」が、
腸を健やかに整える最短の方法。
新たな菌を増やすより、長く日本人の体になじんでいる
発酵食品で善玉菌を増やすのが得策です。

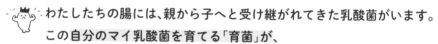 朝食にヨーグルトを食べる人も多いでしょうが、
中医学的にはヨーグルトは胃腸を冷やし、
脂肪や糖質は胃腸の負担になります。
毎日食べると、かえって胃腸の負担になってしまいます。

簡単おいしい、発酵ごはんのヒント

 日本の発酵食品と仲良くして、病気に嫌われる体づくりを目指そう。

＊味噌については次ページP.154〜155でご紹介。

かつお節はなんでも「山盛り」

● 日本古来のスーパーフードで、タンパク質もミネラルもたっぷり。

● かつお節を買うときは、パッケージに「本枯節」または「枯節」と書かれたものを選んで。それ以外は発酵していないので注意。

● 手っ取り早く1品というときは、なんでもかつお節を山盛りかけよう。

● 食べ方　野菜の和え物などのおかずに山盛りかつお節をかけて。白ごはん、お弁当などなんにでも合う！

納豆はごはんと別食べ

● 納豆は温性のため体を温めて血の巡りを良くする。

● 免疫力を強化し、また保湿成分をたっぷり含んでいるため細胞を元気にし、腸もきれいになることで美肌を作ってくれる。

● 食べ方　納豆ごはんはズルズル噛まずに飲み込みがちなので、ごはんとは別にして食べるのがおすすめ。
納豆の有効成分は熱に弱いので、加熱調理せずにそのまま食べよう。

● 時間帯　胃腸が弱い「脾虚」タイプの人→朝食、血がドロドロしている「瘀血」タイプの人→夕食がおすすめ。食べてから6〜8時間が一番効果があるので、胃腸の弱い人や便秘気味の人は、消化能力が高い朝に食べるとより効果的。

漬け物ライフのすすめ

● 野菜などの食物繊維と植物性乳酸菌を合わせて摂り入れられる、漬け物を常備菜にしよう。伝統食「ぬか漬け」は、手軽にできる市販の「ぬか床」などを使うと自家製にチャレンジしやすい。

● 浅漬け的に野菜と塩で作る「乳酸発酵漬け」もおすすめ。旬の野菜をたっぷり漬けられて、保存食としても有効。

乳酸キャベツの
作り方

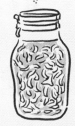

① キャベツ1個をせん切りにする。大きめの保存袋にキャベツ半量と粗塩(小さじ2)を入れ、よく揉む。　残りのキャベツと、さらに粗塩(小さじ2)・きび砂糖(小さじ1/2)を加え、よく揉む。

② 保存袋の空気をしっかりと抜き、口を閉じ、バットの上にのせる。重しをして常温におく。キャベツのまわりに小さな気泡がでたら出来上がり。
(夏場は1〜3日、冬場は3〜6日)

③ 保存瓶に詰めて、冷蔵庫で保存する(2週間ほどで食べきる)。

064

「最強の養生食・味噌」

 味噌の歴史はとても古く、弥生時代に原型があったとも。
昔から、「味噌の医者殺し」や
「医者に金を払うより、味噌屋に払え」という言葉もあるぐらい、
体に良い食べ物として認知されてきました。

 中医学でいえば、味噌は胃腸を温める「温性」の性質。
体を芯からポカポカに温めてくれるので、胃腸の弱い人、
冷え症などで悩んでいる人にはおすすめ。
また、解毒作用の働きによって余分な水分を排泄し、二日酔い、
ストレス、不眠、便秘がちな人に有効です。

 味噌は眠りを促すホルモン「メラトニン」の分泌を
高めてくれる効果もあります。
「メラトニン」をつくるには約16時間かかるので、
朝食で食べるのがポイントになります。

 近年の研究では、毎日味噌汁を飲む人は飲まない人に比べて、
がんのリスクが低下するという論文もあります。
がん予防を含めて、中医学的な視点でみて
味噌は最高の養生食といえます。

毎日続けたい、味噌習慣のヒント

胃腸を芯から温める最高の養生食、病気知らずで、若返りも！

味噌を選ぶときは

「天然醸造」「純」「純正」の表記が入った無添加のもの。原料の成分表示に大豆、麹、塩以外の表示がないものが安心。

味噌汁の具を
気になる症状から選んでみる

肌や唇の乾燥 …… 白菜、小松菜、水菜、豆腐
日焼け後 …… にんじん、トマト
冷え症、生理痛 …… 油揚げ、鮭
慢性的な疲れ …… さつまいも、アサリ
風邪気味、悪寒 …… ネギ、玉ネギ
むくみ、重だるさ …… ワカメ、ヒジキ
胸やけ、胃もたれ …… キャベツ、大根、長いも
下痢、便秘 …… カボチャ、きのこ類

味噌を使った万能だれ

味噌ベースの万能だれ「はちみつ味噌」「梅味噌」。味噌は煮ても焼いてもおいしい。

味噌汁は沸騰させないで

味噌汁を作るときに、ぐつぐつ沸騰した状態でお味噌を溶き入れると、せっかくの菌が死ぬことに。お味噌は火を止めて、沸騰が収まってから入れて。善玉菌を活かし、味噌の風味良く仕上がる。

忙しいときは沖縄式の即席味噌汁

沖縄の家庭で古くから愛飲されてきたお味噌汁「かちゅー湯」は、インスタント味噌汁なみに手間いらず。

お碗にたっぷりのかつお節と味噌を入れ、お湯を注いでラップ。1分後にラップを外し、味噌をときながら召し上がれ。沖縄では風邪や二日酔いの翌日に飲む人多し。

○
はちみつ味噌

味噌＋はちみつ（2：1目安）を、基本は混ぜるだけ。酒（少量）を足して混ぜても。

- きゅうりや大根などの野菜スティックにつけても合う。
- 鶏むね肉や白身魚などは、パサつきがちだが、はちみつ味噌を使うとしっとりする。

○
梅味噌

味噌＋きび砂糖・酒（少量）に、たたき梅（好みの量）を混ぜるだけ。はちみつ味噌に梅を加えてもOK。

- もやしに和えたり、カブやブロッコリーなど温野菜につけても合う。
- 豚肉を梅味噌に漬けて焼くと、食欲をそそる味噌の香りに、梅の酸味で後味がさっぱりする。

065

「便秘」

 排便は健康のバロメーターです。中医学の古典にも
「一日一便」という記載があり、昔から毎日排便があれば
心身ともに健やかに保たれると考えられてきました。

 実際のところ、排便には個人差があります。
1日数回もあれば2〜3日に1回もあり、
人によって排便ペースはまちまち。
毎日排便はあったとしても、排便が困難だったり、
お腹に張りを感じるといった場合は便秘にあたります。

 中医学では、便秘の症状を大きく3タイプに分けて考えます。
① ストレス過剰による便秘
② 腸内が潤い不足の便秘
③ 血不足による乾燥気味な便秘
タイプ別の養生策は右ページで紹介します。

ストレス過剰による便秘

特徴
- 過剰なストレスがたまると気の流れが滞り、腸の働きが低下→便がでにくくなる。
- 旅行や人の家に泊まるなど環境の変化で起こる便秘もこのタイプ。

対策
- 日頃からストレスを上手に発散して、汗をかく程度に体を動かすことを心がけよう。

Food

大根、紫蘇、杏仁、カブ、オリーブオイル、柑橘系や香草類、ハーブティーなど香りの良い物などを摂り入れて、腸内の気の流れをスムーズに。

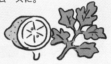

腸内が潤い不足の便秘

特徴
- 体に余分な熱がこもって、水分を消耗して腸内が乾燥→便も乾燥して硬くなり便秘に。
- 脂っこい物、辛い物、濃い味、お酒を好む人が多い。体を温めるエネルギー「陽気」が過剰になり、イライラや暑がりの傾向も。

対策
- お酒を控え、バランスのいい野菜中心の食生活に改善しよう。

Food

ゴボウ、きゅうり、レタス、白菜、コンニャク、豆腐、はちみつ、牛乳、りんご、バナナ、柿、ハブ茶などを摂り入れて、余分な熱を冷まし、乾燥した腸内を潤そう。

血不足による乾燥気味な便秘

特徴
- 体内に潤いを与える「血」の不足により、腸の潤いも不足し、便が乾燥してでにくくなって便秘に。
- このタイプの便秘は、生理後や出産後など血が不足しているときになりがち。

対策
- 足りない血を補う食材、体を潤す食材を積極的に摂り入れよう。

Food

ほうれん草、トマト、にんじん、いちご、クコの実、ナツメ、プルーン、黒ごま、ヒジキ、鰹、牡蠣、ほうじ茶など、血を補い、体を潤す食材を摂ろう。

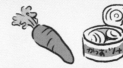

157

066

「下痢」

 一般に、下痢には「急性の下痢」と「慢性の下痢」があります。
急性の下痢の多くは、食べ過ぎや飲み過ぎ、
食中毒などによる外因性の下痢です。
かたや慢性の下痢はストレスなどによる内因性の下痢です。

 アルコールや辛い食べ物などの刺激によって
腸の蠕動運動が高まり過ぎて下痢になる場合も多いです。
とくに疲れているときは胃腸が弱っていて下痢になりやすいので、
お酒や刺激物の過剰な摂取はやめましょう。

通勤の電車の中や、緊張する会議や試験などのときに突然、
お腹の調子を崩して下痢の症状が起こってしまいます。
ストレスやプレッシャーがかかると、
肝の働きが弱って胃腸の負担になり、
体内でちゃんと消化する前に下痢になってしまうのです。
ストレスが一気に高まらないように、趣味や運動など、
こまめな息抜きを習慣づけましょう。

下痢気味のときにいい食材

Food

- 腸への刺激が少なくて消化が良く、栄養価の高い食材を使って体の抵抗力を上げていく食事を意識しよう。
- お粥、甘酒、卵、鶏のささみ、白身魚、里いも、じゃがいも、カボチャ、豆腐、納豆、りんご、バナナなどを摂り入れて。

NG

- 暴飲暴食、刺激のある食物や消化の悪い脂っこい物を避けて。
- 下痢気味のときは、冷たい飲み物食べ物は胃に入れない。コーヒーなどのカフェイン飲料やお酒も控えよう。

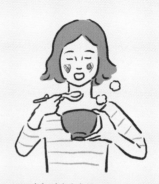

下痢気味なときは
胃腸にやさしい卵粥

胃腸が弱っているときの回復食に。

下痢に有効なツボ

Do! ストレスやプレッシャーがかかると下痢をしがちな人は【期門】のツボを意識して、ストレッチしよう。

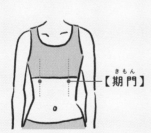

【期門】

乳頭から下へ指4〜5本分
下がったところ。

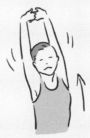

肋骨の間を広げるような気持ちで手を上げてグーっと脇腹を伸ばす。ゆっくり呼吸しながら右、左と交互に伸ばそう。

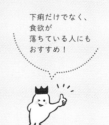

下痢だけでなく、
食欲が
落ちている人にも
おすすめ！

「慢性的な排便の悩み」

体内の不要物を外へだす排便は、健康を保つ上ではとても大切です。
慢性的な便秘や下痢は、食欲不振や肌荒れ、
冷えなど様々な不調を引き起こす原因にもなるので、
早めの対策で快便生活を目指しましょう。

[快便生活へのアプローチ]

☐ **排便のリズムを作りましょう**
朝食後の排便習慣をつけましょう。便意がなくてもトイレに行って、体にリズムを作ってあげることが大切です。

☐ **朝食を食べましょう**
空っぽの胃に温かい食べ物を入れることで、腸を刺激して排便を促します。よく噛みましょう。

☐ **体を冷やさないで**
冷たい飲食物の摂り過ぎ、薄着、過剰な冷房などには注意しましょう。

☐ **ストレスをためないで**
軽い運動やマッサージ（右ページ）、趣味を楽しんだりして、こまめにストレス発散を心がけましょう。

☐ **しっかり睡眠**
体の潤いを保つためにも睡眠は大切。毎日、日付けが変わるまでには寝ましょう。

スムーズな排便を促すマッサージ＆背中のツボ

 左ページの［快便生活へのアプローチ］に加え、便秘改善には、次のマッサージとツボ押しによる手当てがおすすめ。

「の」の字マッサージ

腸の蠕動運動と同じ流れに沿って時計まわりに。おへそのまわりを、「の」の字を描くようにマッサージしよう。マッサージのタイミングは、朝食後3～5時間後くらいを目安にして。食べた直後はNG！

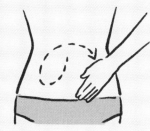

 お腹がゴロゴロしたり便意を感じてきたら、その段階で押すのをやめてトイレへGO！

お腹の力を抜いてリラックスした状態で始めよう。
軽く指圧しながらゆっくりと2～3周まわして。

【大腸兪】のツボ押し
（だいちょうゆ）

大腸の働きを助けてくれるツボ。ゆっくり深呼吸しながら、3～5秒押す→休むを繰り返す。

ツボの位置は、背側の骨盤の一番高い箇所を結んだ線で、背骨から左右に指2本分外側。両手をウエストにまわして、親指でツボを押す。
便通を促す以外に、冷えによる腰痛、腰のだるさなどにも有効。

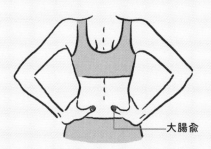

大腸兪

押しづらいときは、テニスボールやゴルフボールなどを置いた上に、仰向けになって、自重をかけてツボを刺激してみよう

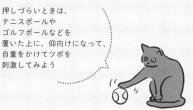

068

「おなら過多」

 おならを中医学では「失気」といい、
その頻度や匂いに不調があらわれることがあります。
匂いが臭いタイプと、あまり臭わないタイプがあり、
それぞれに引き起こす要因があると考えられます。

 臭いおならは、腸の中に腐敗物がある状態です。
暴飲暴食での消化不良や便秘などで、
体に余分な湿気と熱がこもっている
「湿熱」の症状から起こりがちです。
まず肉類、脂っこい物や冷たい物の食べ過ぎをやめましょう。

 臭くないおならは、仕事が忙しいとき、イライラしているとき、
生理の前後などに多い傾向。ストレスなどで気の巡りが滞った
「気滞」の症状でお腹が張ることで起こりがちです。
おならが増えたら、散歩するなど、
自分に合ったやり方で「気」を巡らせておきましょう。

おならで困ったときにいい食材

 おならのタイプによって、胃腸の弱りを助ける食材、気が巡りやすくなる食材を摂り入れよう。

臭いおならタイプ

● あっさりした味つけの温かい食事を食べるように意識して。

● 胃腸を元気にして消化吸収を助ける野菜や海藻、果物を食べよう。
大根、キャベツ、ワカメ、ヒジキ、ハト麦、小豆、みかん、甘夏、りんご、パイナップルなど。

胃腸が整う海藻柑橘サラダ

ワカメなどの海藻を、甘夏などの甘酸っぱい柑橘で和えて。ナッツを混ぜたり、オリーブオイルをひとかけしても美味。

臭くないおならタイプ

● 気の巡りを改善してくれる香り成分が豊かな野菜、果物を摂り入れよう。

● 春菊、三つ葉、セリ、セロリ、パセリ、ミントなどの香味野菜、ハーブ。オレンジ、みかん、グレープフルーツ、レモンなどの柑橘類。

Do!

ストレスがおならの原因となるこのタイプは、リラックス対策をしよう。散歩やスポーツをしたり、趣味を楽しんで。
ゆっくり入浴をして、早寝も心がけよう。

おなら予防のコツ

NG 早食い、がぶ飲みはやめよう

早食いすると空気が入ってガスがたまりやすくなる。良く噛んで食べて、消化を助けよう。炭酸飲料も大量に飲むと、ガスがたまる原因になるので注意。

お腹まわりのタイトな服は避けよう

タイトスカートやスリムジーンズを着て、デスクワークなど同じ姿勢で長時間を過ごしていると、お腹を締めつけて腸の動きを圧迫し、ガスがたまりがちに。生理前後などのおならがでやすい時期はゆったりした装いにして。

さつまいもを食べ過ぎない

消化吸収を高め、腸の蠕動運動を促してくれる、さつまいも類だが、おならが気になるときは避けて。とくに「気滞」タイプ（P.239）の人はおならのガスが薪になって体内に熱がこもってしまうので注意して。

冷たい物、脂っこい物が多い食生活に注意

野菜サラダ、刺身、アイスクリームなど胃腸が弱る冷たい物、揚げ物や肉類などの食べ過ぎは避けて。温かい物を意識して食べよう。

069

「がんの抑制力をつける」

 今は2人に1人がかかるといわれるほど、身近な病となったがん。
急性の場合もありますが、
がん細胞は基本的に長い年月をかけて徐々に大きくなり、
あるときひょっこり病気としてあらわれることが多々あります。

 がん発生を招くリスクファクター（危険因子）**の多くは**
生活習慣にあって、とくに注意したいのが次のようなことです。

□ 野菜や果物不足

□ 動物性食品の摂り過ぎ

□ 塩分の摂り過ぎ

□ 冷たい物の摂り過ぎ

□ 熱過ぎる食べ物や飲み物の刺激

□ 多量の飲酒

□ 喫煙

 遺伝的な素因もありますが、これらのリスクファクターを
できるだけ避けるように生活改善することで、
「がん予防になる」と意識づけることも大事です。

中医学的ながん治療の考え方

中医学の、がん治療は「扶正祛邪」という考え方に基づきます。

「扶正祛邪」について
「扶正」とは
「必要な要素が足りなければ補う」こと。
「祛邪」とは
「不要な要素が過剰なら取り去る」こと。

この2つを合わせた「扶正祛邪」をもって、
心身をもとの健やかなバランスに戻し、
より良い状態に導くという治療を目指します。

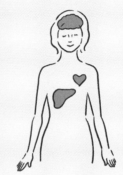

個々の体質により、体と心に必要な要素、不要な要素を見極めた治療が中医学のスタイル。

● 西洋医学が得意とするのは、「祛邪」による治療です。
がん治療の柱は、手術、抗がん剤、放射線治療の3つ。
これらの治療法にはいずれも優れた効果があります。
その一方で、正常な組織・細胞にも負担がかかることも
少なくありません。自然治癒力（免疫力）が低下した
不調の段階での治療の効果は薄く、病が発症してからの対処になります。

● 中医学におけるがん治療が得意とするのは「扶正」に
重点を置いた治療です。つまりは自然治癒力（免疫力）を高めて、
自らの力でがんを克服しようとする方法。
不調の症状をそのつどメンテナンスして補い、
病になりにくい体づくりを適宜フォローすることも可能になります。
また症状によって西洋医学と中医学を併用して、
互いの得意分野を組み合わせることでも、治療にプラスに働くと考えます。

中医学的にみる、がんになりやすいNG習慣

養生の最大の攻めは、「負の習慣」をやめること。
自分の生活パターン、精神面をチェックしよう。

NG 瘀血（血液ドロドロ）・痰湿（体の汚れ）・気滞（気の滞り）などを
悪化させる習慣を続けないで！

1. 肥甘厚味（脂っこい、甘い、味つけの濃い）な食事が多い

2. 運動不足、ダラダラとした生活

3. 肥満と喫煙

4. 怒りっぽく、イライラ、ストレスフルな生活

5. 1日に1度も笑わない

6. 夫婦や家族、友だちとケンカばかりしている

7. 孤独でいること

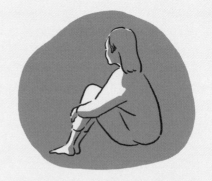

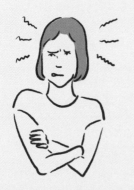

心身の不足を増やすNG習慣

NG 血が不足した「血虚」、気が不足した「気虚」、
潤いが不足した「陰虚」、温めるエネルギーが不足した「陽虚」など、
心身の不足を増やす次のような習慣を続けないで!

1. 何事もくよくよ考え、
悩んでばかりいる

2. 毎日、翌日に疲れを
残している

3. めちゃくちゃに
忙しい生活

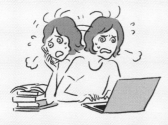

5. 過度な運動、長風呂や
サウナなどでの消耗

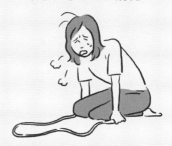

6. 体を冷やす食事や服装

7. 夜更かし、睡眠不足

4. 過度なダイエット、
栄養不足な食生活

 Point　＊がんを未病で退治するには、まずここにピックアップした「がんになり
やすい生活習慣」を、できるところから1つ1つ改善することが大前提。

＊「衛気をチャージする生活習慣」(P.11)を心がけて、ストレスなく、のび
のびと過ごして。日常の中でがんを寄せつけない心身を養生しよう。

五臓と季節の養生

　中医学では、動物や草木と同じく、人間も自然の一部として考えます。中医学の養生法の古典『黄帝内経』をひもとくと、天地の気に調和し、四季の変化に合わせて、食事や生活習慣などを変えていくように説いています。

　自然界のリズムに合わせ、人の体と心（気持ちの流れ）には、1日24時間、1年365日、四季に応じたリズムがあるといわれます。

　1日をどのようなリズムで過ごしていくといいのか、そんな生活習慣についての養生法＝「子午流注」もあります。養生がちょっとうまくいっていない気がしたとき、生活リズムを見直してみるのも一案です。

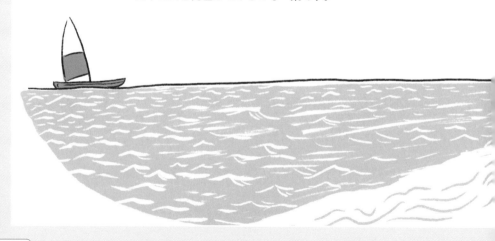

季節が変われば、体も変わります。人の五臓は春夏秋冬と対応しています。さらに、五臓はそれぞれ、肝は「怒」、心は「喜」、脾は「思」、肺は「悲」、腎は「恐」と、感情とも関係しています。

たとえば、秋は「肺」が作用する季節であり、同時に秋は「悲」の感情が起こりやすい時期ともいえます。秋が物悲しくセンチメンタルな季節といわれるのも、自然なことといえます。

ストレスが多い現代では、季節によってあらわれやすい感情を知ることも、心の養生の助けになるはずです。

＊「四季のリズムに合った養生」は次ページを、「子午流注」はP.249をご参考に。

四季の
リズムに合った養生

春 の養生

草木が発芽して生まれるシーズン。
自然の陽気に合わせて、早起きを。
ゆったりとした服装で、野山の食材
から春の気「生」を取り込んで、のび
のび元気に過ごして。春の暮らし方
に逆らうと、肝の機能が低下して、
夏には肝が弱り、夏になると冷えや
すくなることも。

夏 の養生

草木の実が結び花を咲かせ、ぐんぐ
ん生長するシーズン。
夏の気である「長」により、心も体も
開放的な気分になって、積極的に外
活動も楽しんで。心に負担がでない
ように汗を適度にかいて、熱を発
散。夏の暮らし方に反すると、秋に
乾燥の咳など不調がでることも。

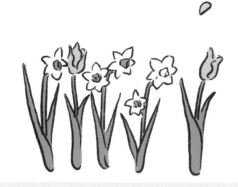

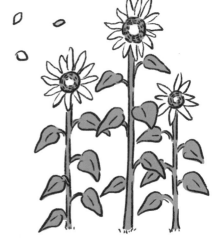

冬 の養生

草木は地中にひきこもり、春の芽生えを待つシーズン。
早寝して、冬の日の出に合わせて少し遅く起きて。
防寒して温かくして、頑張り過ぎず、春に向けて体力を温存。冬の気「蔵」に反すると腎を壊して、春になると足腰が衰えることも。

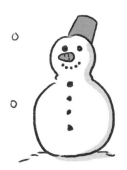

秋 の養生

草木の生長も落ち着き、実や葉を落とすシーズン。
秋の気「収」に合わせて、行動も大人しく穏やかに過ごして。肺の気を整えて、しっとり潤いを蓄えることで、冬が快適に。秋の暮らし方に反すると、肺が傷つき、冬になるとお腹を壊すことも。

070

「低気圧の日の不調、天気頭痛」

 低気圧の日になると起こる、頭痛、めまい、倦怠感、
肩こり、イライラ、喘息、神経痛などの不調。
これは中医学で「脾虚」といって、
胃腸が弱い人がなりやすい傾向があります。

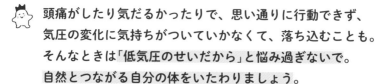 胃腸は湿気に弱く、低気圧や湿気の影響を受けると
胃腸の働きはさらに低下。
水分代謝が悪くなり、むくみやすくなります。
体内の水の巡りが悪くなり、気血も滞ることで、
頭がズーンと重い頭痛や肩こり、体も重だるくなる症状がでてきます。

低気圧で不調を感じやすい人は、冷たい物を徹底して避けましょう。
湿気が多いと炭酸水などでスカッとしたくなりますが、
冷たい物を摂ると、体は冷えて、余計に重だるくなり、
胃腸の調子も崩れ、頭痛や生理痛なども悪化することに。
温かい物を食べて、胃腸に負担をかけないことが大事です。

頭痛がしたり気だるかったりで、思い通りに行動できず、
気圧の変化に気持ちがついていかなくて、落ち込むことも。
そんなときは「低気圧のせいだから」と悩み過ぎないで。
自然とつながる自分の体をいたわりましょう。

低気圧の日の不調への養生アイデア

 Food

胃腸を守る食材を摂り入れて

● 米、さつまいも、にんじん、カボチャ、トウモロコシ、小豆、きのこ類、栗、りんごなど胃腸の働きを補うものを食べよう。

● 天気予報などで低気圧をチェックして、不調を感じる前に、脂っこい物、味つけの濃い物、甘い物は極力避けよう。

フライが食べたいときは
低気圧が回復してから
にしよう〜

 NG

雨の日のチョコは控えめに!

チョコレートは、中医学的に「湿(体にとって余分な水分)」を生むもの。湿が増える雨の日に、さらにチョコを食べたらドロドロの血「瘀血」の原因にも。

雨の日のおやつは
小豆スイーツに

雨の日に体がむくんで、重だるいけれど、おやつが食べたい!というときには、小豆の甘味を選ぼう。小豆には利尿作用があるので、雨の日の不調を改善してくれる。

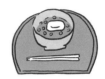

小豆汁、ぜんざい
白砂糖は使わずに、黒砂糖やはちみつなど天然甘味調味料を使って。

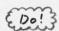 **Do!**

頭痛やだるさを
やわらげるツボ押し

低気圧の日の不調には、手首にある内関のツボ(P.149)が有効。深呼吸しながら、少し強めに3〜5秒ずつ押す→休むを繰り返して。

リラックス睡眠

天気が悪い日は、お風呂にゆっくり全身浴して、早く布団に入ろう。
よく眠れるようにアロマオイルの香りでリラックスするなど、安眠へのアプローチにひと工夫をしてみよう。

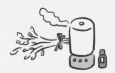

安眠ケアにはリラックス効果の高いラベンダーやオレンジスイートなどのアロマオイルがおすすめ。

071

「寒暖差アレルギー」

 季節の変わり目など、朝晩と日中の温度差が大きくなったときに
次のような症状がでると、寒暖差アレルギーの可能性があります。

□ 鼻がムズムズする

□ 鼻水や鼻づまりなどの症状がでる

□ サラサラした水っぽい鼻水がでる

□ 目のかゆみや充血はない

□ 熱はないのに、だるいなど風邪のような症状がある

 寒暖差による不調は、一般には1日の温度差が
7℃以上で起こりやすく、大きな気温変化によって、
自律神経が乱れることが原因といわれています。
普段から不摂生な食生活やストレスの多い環境で生活していると、
体温調節をつかさどる自律神経がバランスを
崩してしまうと考えられます。

 中医学的には、寒暖差アレルギーの発症は「衛気」不足といえます。
この本の巻頭でお伝えした通り、衛気(P.8)は、
人の体に本来備わる、暑さ寒さの気温差の刺激から
身を守るバリア機能のこと。
「衛気をチャージする養生習慣」(P.11)の実践で、
「寒暖差アレルギーのでにくい体」に近づけると考えられます。

寒暖差による不調への養生アイデア

「衛気をチャージする養生習慣」(P.11)を基本にしつつ、
下記の3つの養生アイデアを心がけてみて。

体を温める薬味を摂り入れて

● 生姜、ネギ、ニンニク、紫蘇など体を
温める薬味食材を積極的に食べよう。

● 上記の薬味を、スープやお粥、鍋、
湯豆腐など温まる料理に加えて。

体をいたわる
ネギ生姜の醤油ダレ

ネギと生姜をみじん切りして、醤
油、ごま油少々としっかり混ぜ合わ
せる。お粥やゆで野菜、ゆで鶏肉、
白身魚、豆腐などなんにでも合う。
血行を良くして体を温めてくれる万
能調味料。

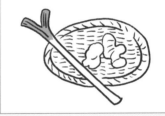

適度な運動習慣をつけよう

● ウォーキングやストレッチ、ヨガ
などで体の緊張感をほぐして、自
律神経を整えよう。適度な発汗を
促すと、気血も巡りやすい。

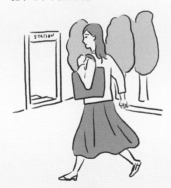

忙しくて時間がとれない人は、通勤の行
き帰りに一駅手前で降りて歩いてみよ
う。用事先へもできるだけ徒歩にするな
ど、いつも足を使うことを心がけて。

体温調節しやすい衣服で
おしゃれを

● 急激な気温変化に対応できるよう
に、カーディガンやショールなど衣
服でこまめに体温調節ができるよう
に、羽織れる物を携帯しておこう。

● とくに冷えに弱い、首、手首、足首
を温かくして、全身の温度差をなる
べく小さくして。

072

「花粉症」

 花粉症になるのは「体の免疫力が低下しているから」と
思われがちですが、じつは逆。
簡単にいうと「免疫機能の頑張り過ぎ」が引き起こしているのです。
免疫バランスを崩す原因になる、睡眠不足や疲れ、
ストレスをため過ぎないこと。それだけで花粉症が軽くなるはずです。

 性格面や生活面でも頑張り過ぎている人が、
花粉症などアレルギー体質の人に多くみられます。
頑張り屋さんで花粉症なら、「ストレス」は大敵。
ストレス過多な毎日を続けていると、ますます悪化します。
自覚がある人は、できるだけ肩の力を抜いて暮らすことも
養生の1つとしてください。

 花粉症の症状には、大きく次の3つのタイプがあります。
① 風邪に似た「寒」の花粉症
② 目の充血など「熱」の花粉症
③ ダラダラ鼻水など「湿」の花粉症

 上記のタイプが混在する症状もあります。どのタイプも基本は、
体を守るバリア機能「衛気」(P.8)の不足があります。
「衛気をチャージする養生習慣」(P.11)を見直しつつ、
タイプ別の対策(右ページ)を摂り入れてみましょう。

花粉症をやわらげるタイプ別の食材

［寒］の花粉症

特徴

- 風邪の初期と似た症状がでるタイプ。春の初めに多い。

- 体が冷えて、透明で薄い鼻水がダラダラ、鼻づまり、くしゃみ、鼻や喉のかゆみ、舌苔が白い、などがみられる。

Food 対策

- 寒さを除くために体を温める食材、生姜、ネギ、紫蘇、三つ葉、春菊、パクチー、ニンニクなどを食事に摂り入れよう。

- シナモンティーなど香りのいいお茶で冷えを退けよう。

［熱］の花粉症

特徴

- 熱っぽい症状がでるタイプ。春の後半まで長引く。

- 黄色くてネバネバした痰と鼻水、鼻づまり、口や喉の渇き、目の充血やかゆみ、皮膚のかゆみや赤み、咳、舌が赤い、などがみられる。

Food 対策

- 体内の余分な熱を除く食材、きゅうり、ゴボウ、菜の花、セロリ、タケノコなどを食事に摂り入れよう。

- ミントティー、菊花茶などで熱っぽさをすっきりさせよう。

［湿］の花粉症

特徴

- 体内に、余分な水分や汚れ「湿」がたまっているタイプ。

- 鼻水の量が多い、鼻づまり、まぶたの腫れ、むくみ、頭重、体の重だるさ、食欲不振、舌苔が粘つく、などがみられる。

Food 対策

- 体内の余分な水分と汚れを除く食材、もやし、きゅうり、紫蘇、フキ、緑豆、バナナ、海藻類などを食事に摂り入れよう。

- どくだみ茶やハト麦茶などを飲んで湿気を排出しよう。

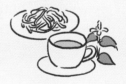

花粉症を緩和するツボ

- 鼻づまりに有効なのが、鼻のツボ[迎香]（P.63）。

- 鼻炎や目の症状に有効なのが、後頭部のツボ[風池]（P.47）。

- どのタイプにも有効なのが、気を補う作用がある、手のツボ[合谷]（P.219）。

073

「植物ごとの花粉症の特徴」

 花粉症の原因といえばスギが有名ですが、
それ以外にも多くの樹木や草の花粉症があります。
「スギ花粉のシーズンでもないのに鼻水が止まらない、目がかゆい」
というときは、他の植物の花粉症かもしれません。

 自分の行動エリアに、花粉症の原因になる植物がないかを
チェックしてみましょう。花粉の飛散時期にはなるべく
近づかないことも、花粉症の予防策になります。

 花粉症を起こす植物には、それぞれ
「交差反応がある野菜・果物」があります。
その花粉と似たような構造のタンパク質を持った野菜・果物を食べると
アレルギー反応がでやすいとされているものです。
代表的なものを挙げると、スギ花粉症、ヒノキ花粉症の人は、
「トマト」でアレルギー反応がでやすいので、気をつけてください。
詳しくは、次ページ〜に記載した植物ごとの
「交差反応がある野菜・果物」を参考に。

花粉症を起こす樹木や草の特徴

スギ花粉症

- 飛散が多い時期は通常 2〜4 月だが、季節外れの秋に咲く年もある。
- 猛暑の夏の翌年は飛散量が多く、冷夏の翌年は少ない傾向とも。
- 目のかゆみ、鼻水、くしゃみなど目の症状、鼻の症状などがあらわれる。

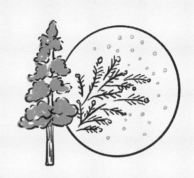

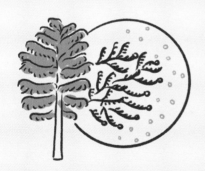

ヒノキ花粉症

- 花粉の飛散時期は 3 月下旬〜4 月とスギの花粉時期と比較的近い。
- スギ花粉症と同じで、目の症状、鼻の症状などがあらわれる。

＜交差反応がある野菜・果物＞
スギ＆ヒノキ花粉症の交差反応がある果物と野菜として、トマト、メロン、うり、キウイなどがある。

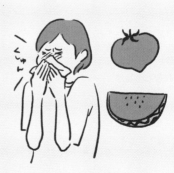

ハンノキ花粉症

- 北海道から九州までの湿原に多く生息する、カバノキ科の植物。
- 花粉の飛散時期は1〜6月までと長期間に渡る。
- スギ花粉症と同じで、目の症状、鼻の症状などがあらわれる。

＜交差反応がある野菜・果物＞
りんご、洋梨、サクランボ、桃、キウイなど。

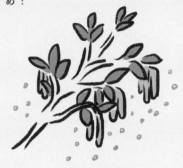

シラカバ花粉症

- 北海道に多く生息する、カバノキ科の植物。
- 花粉の飛散時期は5〜6月が多い。
- 北海道では花粉症の中でもシラカバ花粉症の人が増えているそう。
- スギ花粉症と同じで、目の症状、鼻の症状などがあらわれる。

＜交差反応がある野菜・果物＞
いちご、りんご、桃、さくらんぼ、びわ、梨など。

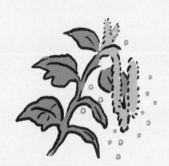

ブタクサ花粉症

- 秋の花粉症の代表的なもの。
- 北米原産のキク科の植物で、繁殖力が強く、空き地や河原などに生息している。
- 花粉の飛散時期は8〜9月が多い。
- ブタクサの花粉は粒子が細かいので、喉まで入って、喘息や夏風邪に似た症状があらわれる。

＜交差反応がある野菜・果物＞
メロン、スイカ、きゅうり、ズッキーニ、バナナなど。

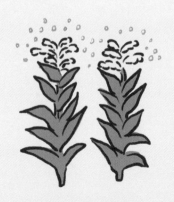

ヨモギ花粉症

- 都市部を含めて、全国に広く生息している、キク科の植物。
- 花粉の飛散は 7〜10月が多い。
- スギ花粉症と同じで、目の症状、鼻の症状があらわれるが、とくに鼻炎の症状がひどくなる人が多い。

＜交差反応がある野菜・果物＞
セロリ、にんじん、トマト、キウイ、オレンジなど。

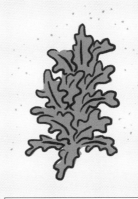

イネ科植物の花粉症

- 夏の花粉症の代表的なもの。
- カモガヤ、スズメノチャヒキなど道端や河川敷にも生息する。
- 花粉の飛散時期は、5〜8月が多い。
- スギ・ヒノキ花粉症と同じで、目の症状、鼻の症状があるが、加えて皮膚のかゆみなど全身症状がでやすい。

＜交差反応がある野菜・果物＞
メロン、スイカ、トマト、オレンジ、ピーナッツなど。

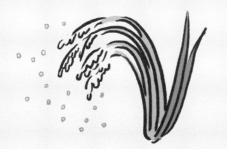

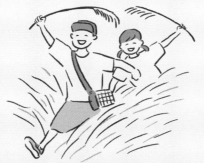

開花シーズンに原因植物が密集した草むらに近づいたり、そこで遊んだりしないこと。

074

「春バテ」

「春バテ」は、イライラや心が落ち着かない精神的な症状、
体が重だるい倦怠感、頭痛といった身体的な症状などがあらわれます。
春バテの要因として、おもに次の2つがあります。
① 環境の変化などからのストレスによるダメージ。
② 日照時間の変化、朝晩の気温差による自律神経の乱れ。

春は中医学において、五臓の「肝（肝臓）」が元気に働く季節です。
春になると眠っていた細胞が目を覚まし、動き始めます。
すると自然と血が騒ぎだすため、
血を蓄える働きをする肝がフル回転になります。

肝が疲れて働きが低下すると、栄養が届かずに、筋肉がつったり、
不眠になったり、肌や髪が乾燥しやすくなります。
また、肝はストレスに弱いので、
肝が元気に働けるようにするためにも、
春はとくに心と体をゆるめて、のびのび過ごすことが大事。

冬の間、内にこもっていた気持ちが、陽気に誘われて外へ向かい、
遊びの予定や行事を詰め込みがち。ですが体が疲れると、
メンタルへの悪影響にもつながります。
ゆっくり春のモードへ、心と体をならしましょう。

春バテをやわらげる習慣

Do!

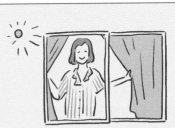
起きてすぐに日光を浴びよう。

- **春は「早起き」を基本にして**
  朝はまずカーテンを開け、日光を浴びると、太陽のエネルギーで体が温まり、1日の始まりスイッチが入って、生活のリズムが整いやすい。夜更かししても、翌朝はいつも通りに早く起きることが大事。

- **深呼吸をして春の空気を吸って、リラックス**

- **イライラは禁物、ストレスも受け流す！**
  イライラ落ち着かないときは、逆に「落ち着きました」、不安があるときは、逆に「安心しました」、と過去形で前向きな言葉を声にだすとふしぎと気がラクに。

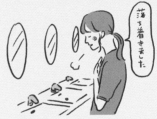
心に抱え込まずに声にだしてみよう。

ストレスをかけてくる人にはなるべく構わないで、笑顔でスルーの術を使って

- **伸びやストレッチをして体をほぐそう**

- **行動も心も言動も服装もゆるく、のびのびと**

- **寝る前のスマホは手放し、良質な睡眠を心がけよう**

- **1日に1回は口角を上げて笑おう**

- **お風呂は40℃前後のぬるめの湯に、ゆっくりつかろう**

Food

- **春のイライラ、倦怠感には春の酸味を食べよう**

旬の柑橘で「肝」を元気に

うつうつとして、気分が落ちているときは、肝の働きを助けて元気にする酸味のものを摂り入れよう。春が旬の柑橘類、甘夏、デコポンや伊予柑などがおすすめ。

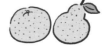

Yojyo

075

「春のイライラ、五月病」

春は自律神経系が乱れ、のぼせやほてり、
イライラして憂うつになりやすい時期。そうした心の不調は、
春の陽気のせいでもあるので、悩み過ぎないで。
食養生や睡眠で生活リズムを正すことで、自律神経を整えましょう。

ゴールデンウィーク明け頃になると、新生活になじめずに心身に
不調を感じる「五月病」の悩みが増えます。
この五月病を、中医学では、血液が不足している「血虚」と考えます。
エネルギー不足の「気虚」とストレスで気が滞る「気滞」も重なるので、
それらを補う食べ物を積極的に摂り入れましょう。

中国の古典『黄帝内経』は春の心の養生を、こう説いています。
「生き物に対して慈愛の心を持ち、
生命を奪うようなことをしてはいけない。
他人に対して多くの物を送り、何かを要求したり、
非難したりせずに、褒めるように心がけよう」。
今こそ昔にならい、思いやりの心を持ち、許す心で過ごしましょう！

旬を楽しんで五感を潤すヒント

イライラを鎮めるいちご

旬のいちごには、体の余分な熱を冷ま
し、血を補って体を潤し、春に上がり
やすい陽気を下ろし、胃腸の調子を整
える効果あり。

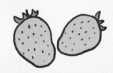

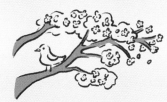

春の自然を愛でよう

春のメンタルケアには、季節の変化を味
わうこと。休憩時間などに少しでも風の
匂い、新緑や花の色や香り、鳥の声など
を五感で感じよう。気持ちがなごみ、イ
ライラ気分をリセットできる。

○
いちご&ミニトマトのマリネ
....

① いちご・ミニトマトは、へたを
とって縦半分に切る。
② はちみつとバルサミコ酢（米酢で
も）で調味し、粒を潰さないように
さっくり和える。
いちごと同じく補血作用のあるトマ
トを合わせた、目にもきれいな一
皿。ミントなどを加えると、さらに
彩りよく爽やか。

○
お茶時間には桜こぶ茶
....

桜の花の塩漬けと、塩昆布、白湯を
注いで味わう。春の匂いがほんのり
とする、お花見時らしい一服。

春風で傷みがちな髪のケア

春一番から始まり強風で髪が乾燥しが
ち。ストレス解消にもなるので、朝晩に
髪のブラッシングが有効。緊張やイライ
ラがたまっていたら、こめかみから後頭
部に向かって頭皮マッサージをして、気
の滞りを流してリラックスしよう。

焼きいちご
....

ヘタをとってトースターで2〜3分
焼くだけ。簡単で甘さもアップ、薬
膳的にもおすすめの春デザート。
いちごは、加熱すると冷やす性質が
緩和されるので、冷え症や下痢気味
な人もこれはおすすめ。

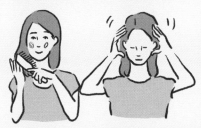

「春の食欲不振」

 春は苦味を楽しむことも養生になります。
昔から「春の皿には苦味を盛れ」といわれるように、
タラの芽、タケノコ、フキノトウ、菜の花、ワラビなどの春の旬菜は、
独特の苦味や香りを持っています。
これらの春の苦味や香りを食べることで、冬にため込んだ不要物を
解毒して流し、眠っていた心と体を目覚めさせてくれます。

 命が芽吹く春は、自然界の陽気の高まりにともなって、
人の体のエネルギーも高ぶりやすく、
のぼせたり、そわそわしがちです。
春の苦味の野菜には、それらを鎮める力があります。

 現代人の食卓には苦味が足りないといわれます。
苦味が足りていないと、忍耐力、持続力がなくなるとも。
飽きっぽさや物事をすぐにやめてしまうところを
改善したいときは、苦味食材を摂り入れてみましょう。

春に食べておきたい苦味食材

Food 春の旬菜を積極的に食べて、冬場にたまった老廃物や脂肪を流して、春のうちにしっかりデトックスしておこう。

タケノコ

- 体内の余分な熱を冷ます作用があり、むくみの解消や、陽の気の高まりによる不眠の改善にもおすすめ。
- 食物繊維が多いので、お腹を整えて便通を良くする。

タケノコのスープや、ワカメと炊き合わせる若竹煮、バター炒め、タケノコごはんなどアレンジいろいろ。

フキ

- 薬膳では苦味で体を温める温性。
- 冬にため込んだ脂肪や老廃物を排出する解毒作用がある。
- 血流を改善、肩こり、肌トラブル、胃の不調、咳や痰、便秘にも効果的。

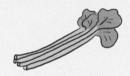

フキの佃煮、フキと油揚げの煮びたしといった和風味の他に、フキとツナのガーリック炒めなど洋風な味つけも合う。

タラの芽

- 「山菜の王様」ともいわれる。
- 自然な苦味がメンタルを整え、心と体のデトックス効果が抜群。
- 冬にすごく太った、異常に食欲がある、のぼせる、イライラしやすい、心がモヤモヤするなどの不調に効くとされる。

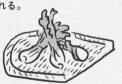

香りが高いタラの芽は、大定番は天ぷらだが、ごま味噌和えなどもおすすめ。

ウド

- 薬膳では辛・苦味で、体を少し温める微温性。
- ①寒湿の邪気を取り除く、②肝、腎の陰を補う、③筋や骨を丈夫にする、などの効能があるとされる。
- 根茎は「独活」の名前で漢方薬にも入っているほど、腰痛に有効な食材。

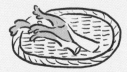

茎は酢味噌和え、皮はきんぴら、葉は油炒めなどで捨てるところなく食べられる。

077

「梅雨バテ」

 「梅雨バテ」は、なんとなく重だるさを感じたり、
頭痛や食欲不振など、お天気と同じく気分や体調にも
スッキリしない症状があらわれます。
その原因は、梅雨の蒸し暑さに、屋外と冷房が効いた室内との気温差、
日照時間の少なさ、冷たい物の摂取の増加などによる、
自律神経の乱れが考えられます。

 中医学的に湿気が多い時期は、体内の水分の巡りや気血も滞りがちで、
むくみや胃の不調を起こしやすくなります。

 雨の日は倦怠感や胸のモヤモヤが増える、下痢しがち、
というタイプの人は、「汗をかくこと」が大事。
ストレッチやヨガなどで適度に体を動かし、雨の湿気で
たまりがちな水分を汗で排出すると、体がラクになります。

 長雨が続くと外出も億劫になり、うつ気味になりやすい時期です。
衣替えや部屋の模様替え、旬の食材を料理して味わったり。
家時間を楽しむ工夫やこの季節ならではの楽しみをみつけて、
ストレス発散をしましょう。

緑茶&梅干し習慣のススメ

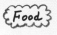

梅干し

- 解毒作用があり、梅雨バテの疲労回復や、胃腸を元気に整える作用も。冷え症の人は焼き梅干し（P.37）にして、お腹を温めて免疫力アップにも。

- 市販品は、なるべく無添加で昔ながらの製法のものがおすすめ。

緑茶

- 新茶がおいしい時期。春から夏にかけては紅茶やほうじ茶より、デトックス効果の高い緑茶や抹茶で、余分な水分や老廃物を流そう。

- 急須で淹れて味わうほうが、おいしさも効能的にもおすすめ。ペットボトルの緑茶もいいけれど、むくみを抑えてくれる苦味が不足しがち。

○
鶏ささみの梅スープ

鶏のささみと玉ネギのスープに、梅干しの実をほぐして加えて。やさしい鶏出汁に梅の酸味が合う。梅干しをほぐすのが面倒な人は、梅チューブの調味料を使っても。

らっきょう梅ソース

梅肉、刻んだらっきょう漬け、はちみつ少々を混ぜ合わせるだけ。トマトやきゅうりにのせたり納豆に混ぜたり、豚肉ソテーなど肉料理のソースにも合う。

○
梅干し緑茶

梅干しを湯呑みに入れ、緑茶を注ぐだけ。梅干し緑茶にすることで無理なく習慣づけられるメリットも。風邪気味のときは、焼き梅干しを入れても。

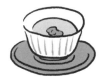

やさしい素材の肌着や寝具で安眠ケア

- リラックスできる肌着や寝具を選んで、梅雨バテの心身を癒やそう。

- 衣替えの時期でもあり、布団やシーツも春夏らしくリネンや綿など清潔で肌触りの良いものに。

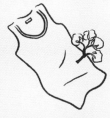

敏感肌の人や冷え症の人は、肌着や寝具は体を温める天然素材がおすすめ。

078

「夏バテ」

 「夏バテ」は、酷暑で体の気（エネルギー）、血、水分を消耗し、
発熱・多汗・脱水症状・息切れ・動悸といった
熱や乾燥症状があらわれます。そんなときは
体の熱を冷ます性質の食材、苦味のある食材を食べましょう。

 本来人には「暑熱順化」という機能が備わっており、
２週間ほどかけて体を暑さに適応させると考えられます。
この機能が、急な暑さや冷房のある環境で過ごすことが
多いとうまく働かず、体に熱がこもってしまい、
熱中症や夏バテになりやすいのです。

 中医学では夏の不調はおもに「暑邪（暑さの邪気）」「湿邪（湿気の邪気）」の
影響によるもので、①過剰な熱、②潤い不足、③湿の滞り、
この３つがおもな原因と考えます。
それぞれ原因の特徴に合った対策（右ページ）をして、
早めに夏バテ予防をしておきましょう。

夏バテをやわらげるタイプ別の食材

「過剰な熱」タイプの夏バテ

特徴

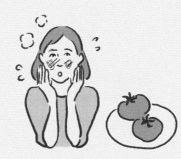

- 暑邪の影響で体に過剰な熱がこもりやすくなり、心や脳に影響し、熱中症を起こしやすい。
- 発熱、ほてり、イライラなどの症状がでやすい。不眠から疲労が回復せず、夏バテが悪化しやすい。

Food 対策

- 涼性の食材を積極的に食べて、体に熱をこもらせない工夫をしよう。
- きゅうり、ゴーヤ、トマト、蓮根、緑豆、寒天、ところてん、スイカ、緑茶、菊花茶などがおすすめ。

「潤い不足」タイプの夏バテ

特徴

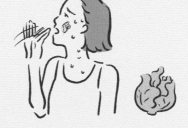

- 暑邪の影響でたくさんの発汗から気と潤いを消耗し、心にも負担がかかりやすい。
- 動悸や息切れ、倦怠感、多汗、めまい、口渇、便秘などになりやすい。

Food 対策

- 潤い食材を積極的に食べて、しっかり栄養補給をして気を補おう。水分補給の際は、汗で失われた塩分も意識して補給を。
- 玉ネギ、白キクラゲ、りんご、桃、レモン、梅、葛、小麦、ヨーグルトなどがおすすめ。

「湿の滞り」タイプの夏バテ

特徴

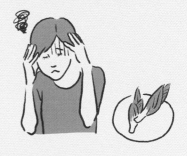

- 蒸し暑い夏は体内にたまった「湿」から、頭が重い、むくみ、胃腸の働きの低下、食欲不振、軟便、下痢などが起こりやすい。

Food 対策

- 胃腸の働きを整える食材を食べよう。飲食は温かい物を心がけ、水分補給も飲み過ぎに注意。
- 冬瓜、もやし、紫蘇、ミョウガ、生姜、春雨、そば、昆布、ハト麦などがおすすめ

079

「夏の冷たい物中毒」

暑くなると「水分補給をこまめに」といわれますが、
冷たい物を摂り過ぎると、老化を早めるとも。
そろそろ「冷たい物中毒」から脱却しましょう。

冷たい物のガブ飲みは、体の中で水分が滞って、
むくみや食欲不振になったり、免疫力低下から夏風邪など、
様々な不調の引き金に。
軽い気持ちの習慣が体にとって大きな負担になるかもしれません。

胃の温度が1℃下がると、その1℃をもとに戻すまでには
4～5時間かかるとされています。
冷たいビールやジュースをガブ飲みして、アイスを食べると
代謝や免疫力が一時的に落ち、消化も悪くなり、
栄養もちゃんと摂れなくなります。

この時期は、冷たいカキ氷や炭酸ジュース、生ビールなどを
飲み食いし過ぎると「寒邪直中」といって、
急に下痢や水様便、お腹の冷えや痛みなどが起こります。
冷たい美味を口にするなら、温かい飲み物と組み合わせましょう。

夏冷えの胃腸を助ける、旬の緑野菜

ゴーヤ

- 旬のゴーヤは最強の夏バテ予防野菜。胃腸の保護、疲労回復、むくみや便秘の解消にもいい。
- ビタミンCはレモンの約4倍、食物繊維はセロリの約30倍ととても栄養豊富。

ピーマン

- とくに体を温める性質なので、冷たい物で冷えた体におすすめ。
- 気や血の巡りを良くして、胃腸の調子を整え、不眠解消、疲労回復、冷え症、動脈硬化の改善などの働きがある。

○
ゴーヤチャンプル

薄切りにしたゴーヤに、豚バラ肉と豆腐を食べやすく切って、炒め合わせ、塩こしょうで味つけ。
豚肉は美肌と冷え予防に良く、豆腐は体の潤いを増してくれる。暑い沖縄の名物料理、チャンプルは夏バテ解消の最強レシピ。

○
ピーマンのナンプラー炒め

鶏ひき肉(または豚ひき肉)を生姜のみじん切り、ピーマンの細切りと炒め合わせて、ナンプラーとカレー粉少々で味つけ。
エスニック風の常備菜で夏ごはんのお供にぴったり。

夏バテ予防の飲み物

Food

甘酒

- 昔は夏に暑さしのぎに飲まれてきた甘酒。「飲む点滴」ともいわれ、消化を助ける酵素やビタミンB群が豊富に含まれる、熱中症対策のすぐれもの。生姜や黒糖などを加えて飲んでも。

NG

アルコールは水分補給ならず!

アルコールは、コーヒーや栄養ドリンクと同じく、利尿作用で尿量が増えて喉が渇くので水分過多になりがち。ただビールは、体の余分な熱を冷まし、イライラを軽減する作用も。適量なら胃腸を元気にしてくれる。

夏ビールは
適量にしようね〜

「冷房病（クーラー病）」

 夏の冷房の時期は「冷房病（クーラー病）」が深刻な問題になります。
冷房で冷えた室内と蒸し暑い屋外を行き来することで、
自律神経が乱れて不調を引き起こすことに。
低気圧の日の不調に似た、頭痛、肩こり、疲労感、食欲低下、不眠、
むくみ、冷え症などを招きます。

 暑いからとクーラーでガンガンに
冷えた部屋でばかり過ごしていると、汗がかけなくなり、
体内に熱がこもって夏バテや食欲低下の一因に。
熱を発散させる食材を食べたり、クーラー部屋での養生（右ページ）を
意識して、体の負担を減らしましょう。

 夏バテで疲れた胃腸のまま秋を迎えると、
胃腸と関係の深い肺の働きも低下。秋に胃腸と肺がダブルで弱ると、
慢性的な疲労感、倦怠感、食欲不振、息切れ、
咳などに悩まされることになり、注意が必要です。
夏の不調は夏のうちにツブしておきましょう。

夏バテの心身を癒やす、旬フルーツ

 Food

桃

- 夏の果物では珍しく温性で体を冷やさないので、胃腸が弱い人、子どもや妊婦さんも安心して食べられる。
- 古来から「不老不死の実」と重用された桃。様々な栄養素も含むが、多くは水分と果糖で、すぐエネルギーに。まさに「天然のスポーツドリンク」で夏バテ予防にぴったり。

○
桃モッツァレラサラダ

桃をくし切りにして、モッツァレラやバジルと合わせ、塩とレモン汁をかける。少量の塩でミネラルを補給し、レモンの芳香で胃腸の疲れがなお癒やされる。

スイカ

- 体に熱がたまって、ほてっていたら寒性で体を冷やすスイカを食べてクールダウンしよう。
- スイカは「天然の白虎湯（体を冷やす漢方薬）」ともいわれ、喉の渇きを潤す。
- 9割が水分で糖分・ミネラルも含まれたスイカ。「塩をかけて食べる」は、熱中症予防に塩分を補うことになり◎。

○
スイカジンジャージュース

種を除いたスイカの実をジューサーにかけ、生姜の絞り汁を少量かけて飲む。体を温める生姜を加えると、冷やし過ぎないので冷え症の人にはおすすめ。

クーラー部屋の冷えとり養生

Do!

- ひざ掛けや靴下などで、冷え過ぎないように衣服で調整する（とくに首、手首、足首をガード）。
- 腹巻きをして、体の中心である胃腸を冷やさないようにしよう。
- 軽く体を動かして汗をかこう。
- 入浴はシャワーですませずに、しっかりと湯船に浸かろう。

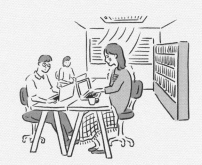

081

「熱中症」

 真夏の酷暑で睡眠不足が続くと体力を消耗しやすく、
昼間は熱中症を起こしやすい季節。とくに日頃から疲れやすい人は、
夏を乗りきるために意識して体調を整えましょう。

 中国の古典『黄帝内経』に記載されている夏の養生は
「夜は太陽が沈むと寝て、日の出と共に起きる。
日中は暑く長いが、カリカリ怒らず、気持ち良く過ごすべきである」
とあります。 夏は気持ちも体も少し開放的に過ごしましょう！

 猛暑の頃は、汗として体の潤い「陰」が大量に出てしまうので、
体の中は軽い水不足「陰虚」になります。
こんなときはトマトやきゅうりなど夏野菜をサラダで食べて、
体の潤いを補う「補陰」をしましょう。

 中医学では「冬病夏治」といって、
冬に悪化する病気や冬の慢性病は、
夏にしっかり養生することで回復しやすいとされています。
冷えがつらい人、肌が乾燥しやすい人、
喘息など呼吸器系トラブルがある人は、体を冷やし過ぎず、
早寝早起きして、汗を適度にかきましょう。

熱中症予防にいい旬菜スープ

 Food ○ 冬瓜スープ

夏が旬の冬瓜は、体の余分な熱を冷まし、胃腸を温めて元気にして気を補うので、熱中症予防に最適。

一口大に切って皮をむいた冬瓜を、食べやすく切った鶏肉と煮て、塩などで味つけをする。

○ オクラのたたき汁

体の熱をとって、胃の調子を整えてくれるオクラ。ネバネバ成分が腸を潤して、便通も改善してくれる。

オクラは塩でもんで熱湯でサッとゆで、粗みじん切りに。出汁に加えふわっとしたら塩や醤油で好みに調味して。酢を加えてもさっぱりしておいしい。

○ コーンポタージュ

トウモロコシは胃腸の働きを高めるので、食欲が落ちたときや軟便のときにいい。消化はあまり良くないので、ポタージュがおすすめ。

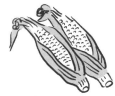

刻んだ玉ネギとトウモロコシをオリーブオイルで炒め、水と固形コンソメを加えて煮る。ブレンダーなどでポタージュにして。ザルでこすと、消化が良くなりおいしさもアップ。

熱中症バテで食欲がないときも、旬菜スープを少し食べれば疲労回復に

大笑いで熱を発散&元気チャージ

Do!

● 暑い夏は「声をだして笑う」のも1つの養生。怒ると熱はこもり、笑うと熱は発散される。夏はイライラせず、なるべく大きく笑うようにしよう。

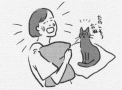

イライラはため込まずに笑い飛ばそう

082

「秋バテ」

「秋バテ」は、体がだるくてスッキリしない、食欲がない、
などの秋の不調。これは残暑と初秋の寒暖差などで
体のバランスを崩したり、夏のダメージを引きずったまま
だったりすると起こりやすくなります。
心と体が「なんだか重たい」と感じたら、
早めのケアで秋バテを改善しておきましょう。

秋は夏の「陽」から冬の「陰」へと陰陽転化の時期で、
自然界でも青々とした植物が枯れる時期です。
この変化に体が適応できずにいると、エネルギー不足が起こり
不安や悲しみ、怒りなど、心の不調もあらわれやすくなります。

中国には「自然之道、養自然之身」という言葉があります。
「自然のままの気候で養生できる」の意で、まさに秋のことです。
夏の疲れを回復し、乾燥する寒い冬に備えるために、
秋が旬の食材(右ページ)を積極的に摂り入れて、
潤いを蓄えておきましょう。

秋バテをやわらげる旬食材

胃腸を元気にする食材
さつまいも、里いも、栗、米、カボチャ、にんじん、きのこ類、蓮根、サンマ、イワシなど。

きのこ

● 気に働きかけて、精神を安定させる効能があるとされる。秋のセンチメンタルなムードで気分が落ちてきたら、きのこの出番。

● 胃腸を整えて消化吸収を助け、免疫力を上げる働きもあるので、風邪対策にもおすすめ。

○
3種のきのこソテー

エリンギ、エノキ、マイタケなど、秋の生きのこを3種類ほど、バターで炒めて塩で味つけ。醤油を足すとごはんのお供に。

体内の潤いを補うフルーツ
ぶどう、ブルーベリー、ザクロ、イチジク、梨(P.201)、柿(P.69)など。

ぶどう

● 血を増やして筋肉と骨を強め、むくみを除く作用がある。眼精疲労にも有効なので、パソコンやスマートフォンを長時間使った後はぜひ食べよう。

● 寝つきが悪い人は、マスカット、ピオーネなど品種に関係なく食べて。

○
焼きぶどう

ぶどうの粒をトースターで加熱。皮も栄養が豊富なので、丸ごと食べて。加熱したぶどうはポークソテーなどのつけ合わせにも合う。

秋のメンタルケア

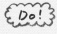

● 日照時間が短くなってくる秋は、日中に太陽をしっかり浴びて、太陽のエネルギーに元気をもらおう。

● 秋のメンタル養生の基本は「できなかったことを悔やまず、おおらかな心持ち」を大事に。

やり直せない昨日のことで悩むより明日の「いいこと」を考えよ〜

Yojyo

083

「秋の乾燥」

 秋は空気が乾燥して、「肺」にダメージを与えます。
「喜潤嫌燥」といって、肺は潤いを好み、乾燥を嫌う特徴があります。
肺の潤いが不足すると、喉や鼻の乾燥、空咳がでたり、
カサカサ肌のトラブルがあらわれやすくなります。

 秋のキーワードになる食材は「白い物」。
コンコンと咳がでたり、肌の乾燥が気になったら、
肺を潤す「白い食材」(右ページ、P.247)を意識して食べて。
秋に乾燥をほったらかして肺を傷つけると、
冬に下痢をしやすくなり、体力を消耗し、
風邪などの感染症にかかりやすくなります。

 肺と腸は深い関係。肺の働きが低下すると腸の不調にも。
便秘や下痢を改善する養生(P.156〜161)をして、
排便をスムーズにしましょう。

 秋は髪も生え変わる時期で、春の3倍も抜けるといわれます。
薄着やストレス過多、暴飲暴食で体を冷やし過ぎると、
血流を悪化させ、抜け毛が増えるので注意しましょう。

肺や肌を潤す「白い食材」

Food 豆腐、豆乳、里いも、蓮根、大根、梨、白ネギ、ゆり根、銀杏、白ごま、松の実などのナッツ類、白キクラゲ、など。

梨

- 旬の梨は、肺の乾燥を防ぎ、咳や痰を鎮め、口の渇きをやわらげる。
- 梨はとても有能で、中国の民間療法では小児喘息や風邪による咳、急性の気管支炎の症状をやわらげるためにも用いられる。

咳がでてる人、梨を食べよう〜

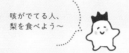

○
梨コンポート

皮を剥いて芯をとった梨をくし切りにし、水、はちみつ、レモン汁で煮る。ナツメやクコの実も加えて煮ると薬膳デザートに。

ゆり根

- ゆり根は肺や気管を潤して、咳を抑える働きがある。肌の潤いを補う美肌作用もあるので、肌トラブルにも有効。
- 精神を落ち着かせる効果もあり、センチメンタルな気分のときに口にしてみて。

○
ゆり根の卵とじ

ゆり根は一片ずつはがして丁寧に洗ってから、出汁で煮る。醤油、みりんなどで味つけし、卵でとじる。卵は血を増やし、気持ちを安定させてくれる。

乾燥を防ぐ習慣ヒント

Do!

- 秋の乾燥した空気から鼻や喉を守るためにマスクをしたり、お風呂上がりにボディクリームで体を保湿するなど工夫をして。
- 過度に汗をかくと、潤い不足に。激し過ぎる運動、長風呂やホットヨガなど大量に汗をかく行動は避けよう。

084

「冬バテ」

冬は「腎」の季節です。
腎は生命の根本エネルギーを蓄えるところであり、腎の大敵は冷え！
とくに下半身を冷やすと、腎が弱って冬バテを招きます。
腎が弱ると、骨までも弱って腰痛や白髪など老化が進むことにも。
同年代よりも老けてみえるなど悲しい症状を避けるべく、
体の中も外も温かくして、冬バテを防ぎましょう。

腎の「五悪（弱っているときに嫌う気候）」には「寒」があり
寒さは腎や膀胱に影響を及ぼします。
冷えると頻尿やむくみ、膀胱炎などが増えるので、
体を温めて、腎にいい「黒い食材」（右ページ、P.247）を
積極的に摂り入れるようにしましょう。

中国には「立冬補冬、補嘴空（冬になったら冬の食べ物で元気を養おう）」
という言葉があり、
冬が旬の食材（右ページ）をバランス良く食べることで
元気をチャージできます。

冬バテをやわらげる習慣

Food

**体を温めて、腎を補う
「黒い食材」を摂り入れよう**
黒豆、黒ごま、ゴボウ、黒キクラゲ、昆布などの海藻類、牡蠣など。

冬の「鍋」は最高の養生食！
冬は毎晩食べても飽きない「常夜鍋」がおすすめ。豚肉や鶏肉に、冬が旬の野菜、白菜、大根、水菜、ほうれん草などさっと煮てポン酢で食べるだけ。手軽に野菜も肉もたっぷり食べられて、体の芯からポカポカ温まる。

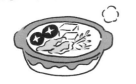

**旬の食材を積極的に食べて
エネルギーを蓄えよう**
大根、にんじん、カボチャ、蓮根、白菜、ほうれん草、水菜、ブリ、鮭、りんご、金柑、柚子など。

大根
冬の養生野菜の王様。中国では「夏に生姜、冬に大根を食べていれば医者いらず」といわれるほど。風邪予防や胃もたれ、喉の不調にも良く、免疫力も高める。暴飲暴食で胃の調子を崩したら、大根を食べて消化促進して。

ブリ
旬のブリは甘・酸味で体を温める温性。体を潤して、血を補い、胃腸を元気にして、寒い冬を元気に過ごす力をくれる。体を温めてくれるので、寒い冬はブリ大根、ブリの照り焼き、ブリしゃぶなどいろんな料理で、おいしく食べよう。

柚子など旬の柑橘の絞り汁と醤油（1：1）の手作りポン酢で食べる鍋もおすすめ〜

Do!

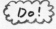

心穏やかに「早寝、遅起き」
夜は少し早めに寝て、朝は少し遅めに、冬の太陽に合わせて、寝起きしよう。

温かい物を常食にして
白湯(P.33)、お味噌汁(P.155)を積極的に飲んで、体の中から温めておこう。

室内でラジオ体操など軽い運動を
運動がしづらいなら、乾布摩擦(P.205)でも。

外出では頭から足までしっかり防寒
帽子やマフラーなど、ぬくぬくファッションを楽しもう。

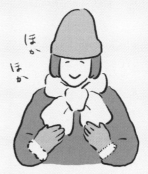

とくに頭皮には毛穴がたくさんあり、そこから冷えの邪気が入りがち。

「冬の冷え、痛み」

 「寒湿腰痛」といい、寒さや風雪などの湿気が
エネルギーの通り道「経絡」を塞ぎ、腰痛や関節炎の
原因になると考えます。とくに風邪や寒さが入りやすい背中や首、
下半身を冷やさないようにしましょう。

 冬の冷たい空気を吸うと、肺には細かい毛細血管がたくさんあるため、
血液も急速に冷えます。冷えた血が巡ると体温が下がり、
内臓や免疫の働きも落ちてしまいます。

 冬は乾燥の季節でもあります。乾いた寒風が体内の潤いを奪い、
肌のカサカサやかゆみ、咳などの原因に。マスクをしたり、
潤いを補う食材（右ページ）を摂り入れるなど、防寒保湿が大事です。

 真冬の時期は植物もお休みモードで、そこに栄養剤を入れたり、
水をやり過ぎると弱ってしまうそう。
人間も同じく、お休みモードの体にごはんや飲み物などを
詰め込み過ぎると、冷えや不眠、精神的な不調を起こすことに。
行事ごとの多い冬ですが、暴飲暴食を控え、体を温めて
「頑張り過ぎない」を養生の第一にしましょう。

体を潤す＆喉にいい冬食材

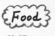 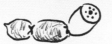

蓮根

昔から「咳止め」として知られる蓮根。肺を潤わせ、気管支などの乾燥による不調を緩和してくれる。血を補って胃腸の働きを改善する作用や、気持ちの安定にも有効。

金柑

金柑の実は酸味・甘味、皮は鹹味・苦味で体を温める温性。喉を潤し、咳や痰を鎮めてくれて、二日酔いの不調も軽減してくれる。気の巡りを良くしてくれるので、冬のうつやストレス、イライラするときにおすすめ。

ほうじ茶

体を温める温性で、喉を潤して、リラックス効果あり。飲むときはホットにして、大きめのカップを使い、湯気を喉の奥まで吸い込み、香りを楽しみ、喉を潤しながら飲むようにしてみて。イライラや乾燥、咳もラクになり、リフレッシュできる。

○
蓮根スープ

すり下ろした蓮根を、炒めた玉ネギを入れた鶏がらスープに加えて煮て、少量の味噌と塩こしょうで味をつけるだけ。焼いた鶏手羽を出汁にしてもいいし、豆乳を加えるとなめらかになる。

○
金柑はちみつ茶

金柑は皮ごと使って少量の水とはちみつで煮る。この金柑煮をお湯で割って飲んでみて。金柑煮にナツメやクコの実を加えてもいい。

○
ほうじ茶そば茶ブレンド

ほうじ茶とそば茶を半々でブレンドして淹れて。そば茶にも体を潤す作用があり、ほうじ茶と合わせるとほっこりとした香りになる。

寒さに強くなる＆温め習慣

1日1回、乾布摩擦してみよう

昔ながらの皮膚を鍛える健康法には、風邪や喘息、リラックス＆安眠効果、冷え症や体臭の改善などに効果があるとされる。朝の着替えのタイミングなどに、気持ちいいくらいの力加減でやってみて。

冷え対策のツボをカイロで温めよう

寒い日の外出には、お腹まわりのツボ「関元」(P.113)、「命門」(P.35)などをカイロを使って温めて。冷気から体を守ろう。

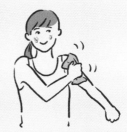

タオルがなくても、手で首や腕、足をさするだけでも違う。気づいたときにやってみよう。

086

「冬うつ、冬太り」

 冬は「驚き、恐れやすい」季節でもあります。
過度の驚きや恐れは腎気を消耗し、腰痛やめまい、
さらに進むと記憶力の低下なども引き起こします。
冬はとくに穏やかに、リラックスして過ごしましょう。

 冬は中医学では「閉蔵」の季節といわれ、過度な運動も避け、
なるべく消耗する行動は避けるべきと考えられています。
冬はダイエットではなく、「太らない」ように意識しましょう!

日照時間の短くなる冬はうつ気味になる、
ウインターブルーがすごく増えます。次の項目で3つ以上
当てはまったら、ウインターブルーの可能性が考えられます。
□ いくら寝ても眠い
□ 体がだるく、疲れがとれない
□ 糖質の高い甘い物、炭水化物をいつも以上に食べたくなる
□ 家事や仕事に時間がかかったり、やる気が出ない
□ 体重が増えている
冬になってこれらの症状があらわれた人は、
日光浴（右ページ）などで早めに改善しましょう。

冬うつ＆冬太り予防にいい食材

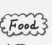

水菜
辛味・甘味、涼性の食材で体の余分な熱を除いてくれる。体の巡りを良くし、むくみの解消や美肌にも有効。体が重だるかったり、のぼせてしまったら水菜を意識的に食べよう。

白菜
胃腸の働きを修復し、便通を改善。体にこもった熱を放出する働きもあり、むくみも軽減。食事会が重なる年末年始、食べすぎて冬太りや胃もたれが気になってきたら、白菜を意識的に食べよう。

はちみつ
薬膳的には胃腸を整えて消化吸収を高め、体を潤わせる作用もある。食欲がないとき、気うつなときに摂り入れて。肺にいいりんごにはちみつを加えて食べると、心にいいデザートに。

○ 水菜の温サラダ
シャキシャキ感を残しつつ軽くごま油で炒めた後に、塩昆布と混ぜ合わせるだけ。韓国のりや黒ごま白ごま、ナッツをかけてもいい。加熱するとたっぷり食べられるのでおすすめ。

○ 白菜の炒め煮
ごはんが進むおかずには炒め煮がおすすめ。鶏そぼろや油揚げ、桜海老など出汁になるものと合わせると、手軽でおいしくて、食べ飽きない。

冬うつ予防にいい習慣

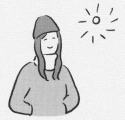

Do!

1日15分程度の日光浴をしよう
日光浴することで、睡眠ホルモンをつくる「セロトニン」が分泌される（P.230）。気持ちが落ち込むと睡眠の質も下がりがち。少しマイナス思考になっていると感じたら、冬の晴れた日は太陽の光を浴びよう。

冬の考えごとは昼間にしよう
冬は夜が長い。日照時間が減って「陽」の力が弱まり、「陰」の力が強くなるので、ついネガティブになりがち。夜は悩みごとをNGに。しっかり考えるべきことは昼の日差しがあるうちにしよう。

寒いときはまず
心から温めよ〜

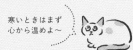

087

「うつの初期、情緒不安定」

 中医学では「心と体は全体で１つ」とし、
「うつ」という心のトラブルの原因には、体の不調もあると考えます。
また、古くから「凡病之起、多由於鬱（およそ病は、うつにて起こること多し）」
といって、うつから様々な不調につながると予見します。
「なんだか元気がでない、気分が沈みがち」と
体からのサインを感じたら、改善のチャンスとして。
生活習慣を見直し、心身を整える養生をしましょう。

 うつと深く関係しているのが「肝」。ストレスを発散させ、精神や
感情をコントロールする役割を担う臓器になります。
憂うつや怒りといった強いストレスを受けると、肝の働きが低下
して、気（エネルギー）の流れが滞ります。この「気うつ」タイプが、
うつの初期には多くみられます。

 気うつタイプは、おならやゲップが増えたり、食欲不振、
月経不順などの症状も一緒にみられます。
気うつの改善策（右ページ）で、滞っている気の流れをスムーズにして。
うつは初期のうちに、手当てをしましょう。

初期の気うつ改善ヒント

Do!

- **生活リズムを守ろう**
  夜更かし、間食や偏食を避け、規則正しい生活、食事を心がけよう。

- **深呼吸をしよう**
  忙しくて息苦しさを感じたら、新鮮な空気を胸いっぱいに吸い込む。

- **苦味食材を意識して食べよう**
  タケノコ、フキノトウ、菜の花、ゴーヤ、セロリ、緑茶、コーヒーなど苦味のある食材は怒りや興奮などを鎮めてくれる作用がある。

- **ストレスが多いときは「香り」を身近に**
  停滞した気の流れをスムーズにする香味野菜やハーブ、柑橘類を積極的に摂り入れよう。リラックスできる香りの花を飾ったりアロマを焚いても。

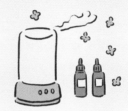

気が塞ぐときにはジャスミンやキンモクセイなどの香りがおすすめ。

うつを生まないメンタルケア

- **「必ず」「ちゃんと」を手放そう**
  「必ず3食食べないと」「必ず水は2ℓ飲まないと」「必ず7時間寝ないと」などと、「必ず信仰」は真面目な人に多く、自分にプレッシャーをかけてストレスをためがち。ダメなときは潔く諦めて、「そんな日もあるよね♪」と受け入れたら、ラクになる。

- **ストレスから気をそらせる、癒やし時間を持とう**
  ①読書 ②音楽を聴く ③コーヒータイム ④散歩 ⑤ヨガ ⑥映画やドラマ観賞 ⑦塗り絵や写経 などなど。自分が楽しめるストレス発散方法で、悩みから頭を切り離して楽しめる時間をみつけよう。

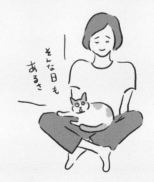

そんな日もあるさ

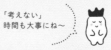

「考えない」時間も大事にね～

「ストレス過多のうつ、不安感」

 「気うつ」で初期のうつ状態が長く続くと、
体全体の気血（エネルギーと栄養）が不足してしまいます。
すると精神的にも不安定になり、普段からストレスの影響を
受けやすくなる傾向に。こまめにストレスを発散して
気の滞りを解消しながら、足りない気血を補う食材（右ページ）を摂り
入れましょう。

 ストレスを受けても、すぐに解消できる日もあれば、
落ち込みやすい日もあります。これは気血の状態が関わっていて、
心身ともに健康で気血が十分にあれば、
ストレスに負けにくい体でいられるといえます。

 気血不足のうつタイプには、不安感、とれない疲労感、不眠、
めまい、物忘れ、食欲不振などの症状もみられます。
病後や産後、更年期などは気血が不足しがちな時期なので、
うつに陥らないように注意して。

 「貧乏ゆすり」が癖の人は、ストレスが多くイライラしやすい体質
かも。貧乏ゆすりで体を強制的にゆすり、
気の巡りを促し、ストレスを発散しているとも考えられます。
貧乏ゆすりに気づいたら、香りのいい柑橘類などを食べて、
気を発散しましょう。

落ち込み気分をやらわげる食材

Food

気血（エネルギーと栄養）を
補う食材を食べよう
にんじん、小松菜、ほうれん草、鶏・豚の
レバーやハツ（心臓）、卵、松の実、ゆり根、
クコの実、大豆製品など。

鶏・豚のレバー

心の「血（栄養）」が不足すると落ち込んだり、
くよくよ、憂うつな気持ちになりやすくな
る。レバーには、血を補って体を温め、血液
の循環を良くして、落ち込んだ気分を晴らす
作用がある。

○
鶏レバーの甘辛煮

一口大に切った鶏レバーを水にさら
し、さっと湯がいてから、生姜の千切
りと甘辛い煮汁（醤油、酒、きび砂糖、
みりん）で煮つめる。山椒を入れても
おいしい。

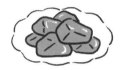

ストレスをやわらげる手のツボ

心の疲れがたまっていると感じたら、深呼吸しながら親指で3〜5
秒じわっと押す→休むを繰り返す。左右を交互にやってみよう。

【労宮】のツボ押し

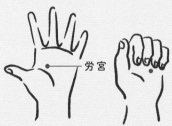

労宮

軽く手を握ったとき、人差し指と中
指の間にある。

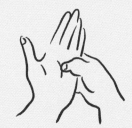

反対の手の親指を労宮のツボに当て
て、指先に向かってぎゅっと押す。
ツボを中心に手のひら全体をやや強
めに指圧すると良い。

「心の乾燥、心の栄養不足」

中医学では体だけでなく心も乾燥すると考えます。
心の乾燥を「百合病」といい、うつ病、自律神経失調症や
ノイローゼなどが近い疾病で、次のような傾向がみられます。
□ 寡黙でしゃべりたがらない
□ 眠たいが眠れない
□ 動きたいが動けない
□ 寒気や熱感がハッキリしない
□ よく独り言をいう
□ 口が苦い

うつ気味で「心」の栄養不足が考えられる人には、
次のような症状もあらわれます。
□ めまい、動悸がする
□ 不眠、夢が多い
□ 唇や顔色が青白い
□ 物忘れ
□ 強い不安感
□ 生理不順

現代のストレス社会では生活環境のドライさも重なって、
体も心も潤い不足で、心が不安定になりやすい状態。
植物や野菜を育てたり、猫や犬など動物をかわいがったり、
意識して自然と触れ合う機会を生活にとり入れることで、
ストレスが軽減し、心が潤います。

ストレスノートに書きだす

Do! ストレスがたまっても、他人に相談をすることが難しいときは、感情をノートや手帳、紙に書きだしてみよう。

メリット

- 悩みごとやイライラした自分の感情を言葉にすることで、ストレスになる問題のポイントがわかりやすく、感情コントロールがしやすくなることも。

- 「何がイヤなのか」「なぜイラつくのか」などを書きだすことで、思考整理ができ、自分の怒りや不安などの感情を客観的にみられる。

- ストレスを感じるパターンがわかると、上手に避けることもできる。

書くコツ

その日に感じたことを書きだす。

思いだすのがつらいとき、無理に考えたくないときは書かない。

ストレスを想起させるものを書いた後で破り捨てることで、悩みを消すきっかけに。

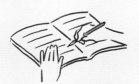
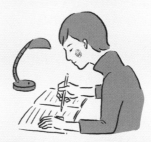

心が不安定なときは卵

Food

卵

- 卵は薬膳的にも優秀な食材の1つ。血を増やし、五臓を保養して潤し、体の弱ったところを補ってくれる。

- 心が渇いて不安定なとき、イライラや情緒不安定、不眠や産後の不調にも有効。

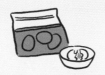

○
半熟味卵

半熟卵(沸騰した湯からゆでて7分)を、醤油と出汁で作った漬け汁に浸す。保存袋や保存容器に、まとめて漬け込んでおくと便利。あつあつごはんにのせて味卵丼にしたり、ラーメンやカレー、サラダのトッピングにしても。

090

「自律神経失調症」

 「自律神経」には、活動モードになる「交感神経」と、
リラックスモードになる「副交感神経」という２つの神経があり、
互いにバランスよく調節しながら働いています。
このバランスが崩れ、いろんな不調があらわれた状態を
「自律神経失調症」といいます。

 「自律神経が乱れやすい」理由の１つに「寒暖差」による
ストレスがあります(P.174)。暖かい電車や室内から、
寒い戸外に出たその瞬間、体にすごくストレスがかかり、
自律神経のバランスも悪化。とくに１日の気温差が激しい時期は、
羽織り物など衣服で調節しましょう。

 人間関係や仕事、子育ての悩みなどの精神的ストレスが続くと、
脳の癒やしホルモン「セロトニン」の分泌が減少して働きが悪くなり、
キレやすくなったり自律神経のバランスが悪くなる傾向があります。
セロトニンを活発にするリズム運動(右ページ)などでリカバーを。

 自律神経失調症やパニック障害、若年性の不眠などの不調を
抱えている人は、酸味や苦味の食事が不足しているとも。
なるべく日常食に意識して摂り入れてみましょう。

自律神経を整える習慣ヒント

ポジティブな言葉遣いをクセづけて
ポジティブワードを意識的に使うことで、見え方や考え方が変化して、やる気もアップ。普段の心持ちや考え方のクセをプラス思考へと変換することで、次第に精神が安定した状態に保てるように。

○

ポジティブな言い換えの例

難しそう
→やりがいがありそう

不便だな
→工夫が楽しめそう

わからないから大変
→知らないことを知られて感謝

何回もやり直すなんて
→何回も挑戦できるなんて

自律神経を整える「リズム運動」
筋肉を規則的かつ継続的に動かす「リズム運動」は、癒しホルモン「セロトニン」の分泌を高め、自律神経のバランスを整えるのに有効。自分に合ったリズム運動を習慣にしてみよう。

＜リズム運動の例＞
マラソン、ウォーキング、水泳、サイクリング、踏み台昇降、社交ダンス、ガムを噛むなど。

酸味や苦味の食事をプラスしよう
イライラや不安感があるときは、柑橘類や酢の物などの酸味、ゴーヤ、セロリ、茶葉から淹れる緑茶などの苦味を積極的に摂り入れよう。

精神疲労をやわらげる首のツボ

自律神経を整える働きがある首のツボを、痛気持ちいい強さで3〜5秒押す→休むを繰り返して。精神疲労、不眠、慢性疲労などに有効。

【天柱】のツボ押し

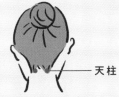

天柱

うなじの生え際にある2つの太い筋肉（僧帽筋）の外側のくぼみ。頭痛、肩こり、首こり、目の疲れ、めまいなどにも有効。

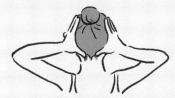

両手の親指でグッと押して。入浴時に温タオル（P.59）でこのツボ周辺を温めても気持ちいい。

215

091

「物忘れ（健忘症）」

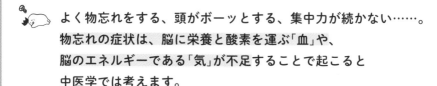

よく物忘れをする、頭がボーッとする、集中力が続かない……。
物忘れの症状は、脳に栄養と酸素を運ぶ「血」や、
脳のエネルギーである「気」が不足することで起こると
中医学では考えます。

短期的な物忘れは老若男女問わず、誰にでも起こりえます。
とくに生理中や産後の女性、寝不足が続いている更年期、
食生活が乱れがちな人に起こりやすい傾向にあります。

中医学では、脳は「腎」が蓄える生命エネルギーで
維持されていると考えられ、腎の機能の低下が健忘症の
大きな要因に。高齢者に多いタイプで、老化で腎が弱くなり、
脳へのエネルギーも不足すると記憶力が低下しがち。
ただ、年齢を重ねれば自然なことでもあり、
物忘れは気にし過ぎないことも大切です。

腎に加え、脳や精神の働きには、
胃腸や肝でつくられる気血（エネルギーと栄養）が関わっています。
物忘れ対策の基本は、日頃から胃腸、腎、肝にいい食
＝「脳の元気をキープする食」（右ページ）を心がけることです。

脳の元気をキープする食材

胃腸を養う食材を食べよう

米、カボチャ、じゃがいも、キャベツ、にんじん、トマト、ラム肉、大豆製品、りんご、ナツメなど。

腎や肝を養う食材を食べよう

白・黒キクラゲ、くるみ、クコの実、黒豆、黒ごま、栗、きのこ類、ニラ、鰻など。

鰻

腎を補う効果バツグンで、血と気もチャージするパワフルフード。薬膳では、風湿を除き、筋骨を強くして、脳や体の老化防止にもいい。

くるみ

中医学では「以形補形」（形が似ているものはそこを補う）といって、脳の形に似たくるみの実には「補脳」効果があるとされていた。脳の疲労、ボケ防止、アンチエイジングにも良いとされている。

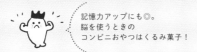

記憶力アップにも◎。
脳を使うときの
コンビニおやつはくるみ菓子！

脳に適度な刺激を与えるヒント

趣味の交流など人と過ごす時間を大切に、日々笑いを心がけよう

ときには自分が普段交流しない人、世代の違う人や外国の人などとの会話から、脳に適度な刺激を与えよう。

利き手以外を使ってみよう

「日常のちょっとしたこと」に利き手と反対の手を使ってみよう。

飲み物を持つとき、スマホ画面をクリックするとき、ドアを開けるとき、など簡単にできることから試してみよう。

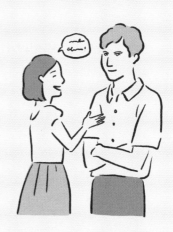

メリット

● 手の刺激は脳に伝わりやすく、脳を刺激し、脳を覚醒する良い方法。

● 集中力を上げる効果も。

092

「集中力が続かない」

 「脳の玄関」とも呼ばれるのが、後頭部にあるツボ「風府」。
頭がぼんやりして、集中力が続かないようなときは、
この風府を押すと頭がスッキリしてきます。
学校や仕事の試験などで、頭を使って頑張るときに必見のツボです。

 前頭部にあるツボ「神庭」は、体の真ん中を通り、
脳につながる経絡（エネルギーの通り道）にあります。
自律神経を整えたいとき、脳が疲れて思考がまとまらないとき
などに、神庭を押すと精神が落ち着くとされています。

 手にあるツボ「合谷」は、ツボの中で最も
脳に刺激が伝わりやすいといわれています。
勉強中の疲労回復、集中力アップ、眠気覚ましにおすすめ。
他にも、頭痛、肩こり、耳鳴り、ニキビ、腰痛、便秘、
眼精疲労にも有効とされる、万能のツボです。

 頭を使う日は、風府、神庭、合谷のツボを、
組み合わせると効果的です。頑張ってくれている脳を、
ツボマッサージでいたわりましょう。

脳を活性化させるときにいいツボ

脳の活性や思考を集中させたいときには、「風府」「合谷」のツボがおすすめ。深呼吸しながら指で3〜5秒押す→休むを繰り返す。

【風府】のツボ押し

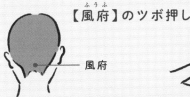
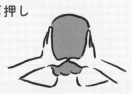

風府

後頭部の中央、髪の生え際から親指の幅1つ分上あたり。眠気をとったり、風邪のひき始めにも有効。

両手の親指をツボに当て、気持ちいいと感じる強さで押す。

【合谷】のツボ押し

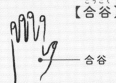
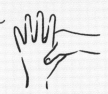

合谷

親指と人差し指の骨が交わるあたり、押すとジーンと痛みのあるところ。疲労回復や頭痛、目の疲れにも有効。

反対の手の親指の腹をツボに当てて、グーッと押して。指圧したままグルグルまわすようにマッサージしても。

脳の疲労回復にいいツボ

勉強や思考で頑張った脳を、クールダウンするには「神庭」。ゆったり呼吸しながら、指先で3〜5秒押す→休むを繰り返してほぐそう。

【神庭】のツボ押し

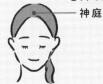
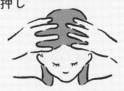

神庭

顔の中心線にあり、髪の生え際の真ん中の少し上のくぼみ。不眠や頭痛にも有効。

図のように、額からツボのあるところに指先を当てて、ヘッドマッサージをするような感じでほぐす。

093

「脳の疲労」

 SNSの発達により、現代のわたしたちが1日に受けとる情報量は
膨大で、一説には「江戸時代の人間の一生分」ともたとえられます。
あまりに多すぎる情報を日々浴びていると、
脳も心もクタクタになって当然です。自分の中の物差しを持って、
不要な情報はスルー。情報の取捨選択がとても大事になってきます。

 「忘れる」については数々の研究から、
「精神の安定」にとって必要なことだといわれます。
イヤな記憶、つらい記憶ほど何度も思いだしてしまいますが、
繰り返し思いだすことで、脳が「忘れてはいけないこと」と認識し、
記憶が強化されてしまうことも。
意識をして思いださない、忘れることも大切です。

 人間の脳は「暑くてイライラ」しているのか、
「頭にきてイライラ」しているのか、区別できないとか。
28.4℃以上になると不要な口論が増加するといった
研究結果もあるそうです。中国では「必静自然涼」といって、
「ゆったりした心持ちでいれば、涼やかに過ごせる」と諭されています。
穏やかに、涼やかに過ごしましょう。

脳の疲労回復のヒント

「何にもしない」時間を持とう

● 忙しさに追われているときほど、脳がオーバーヒートする前に、「ちょっと一息」「ちょっと横になる」など、神経をゆるめることが大切。朝や寝る前など、ひとりで何も考えずボーっとする時間を作ってみよう。

● お気に入りの風景、リラックスできる景色を思い描こう。心が疲れたときは、「そこに行くと心が晴れる」景色を思い描くと脳が癒やされる。

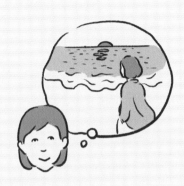

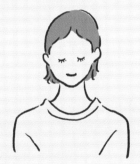

目を閉じることで脳がリラックスできる。

「目を閉じて」脳を休めよう

● 脳は視覚から入る情報を瞬時に読みとり、様々な処理を脳内で無意識に行っている。「目を閉じる」だけで脳への情報の80％も遮断できるので、脳を休めるには最も効果的な方法になる。

● 脳を休める時間を持つには、なるべく他の人の声や騒音が耳に入らない、静かで心地よい環境が大事。自分の部屋でもいいし、お風呂や散歩の途中などでもいい。

NG

● 脳が疲れた日につい摂りたくなるのが甘い物やお酒。疲れた状態での高カロリーのケーキやチョコレート、ワインなどは、冷えを呼び込みがちなので、なるべく避けたほうが賢明。甘い物なら、不要物を排出させる小豆を使った和菓子に温かいお茶などで休息してみて。

094

「心がもやもやする」

 「笑う」ことに免疫機能を上げる作用があることは、
よく知られていますが、次のような効果もあるとされています。
笑顔の効果は、ストレス発散、自律神経のバランスが整う、
痛みの軽減、血流アップ、脳の活性化、
アンチエイジング効果など。
ですから、笑いは病気を遠ざける「良薬」といえます。

 脳は案外単純で、「楽しいから笑顔になる」のではなく、
「笑顔を作ることで楽しい」と感じるそうです。
さらに意識的に声をだして笑うと、
脳だけでなく全身に与える運動効果も高いとも。
大笑いするとカロリーを消費して、ダイエット効果も期待でき、
生活習慣病の予防に大いに役立ちます。

 「泣く」ことは、心の浄化に作用するといわれています。
「涙を流す」というと、ネガティブなイメージがありますが、
じつは心のデトックスに最適な方法。
ポイントは「悲しみや喜び、感動など感情が動いたこと」で
流れる涙であること。涙を我慢するのは緊張状態が長引いて
ストレスになりがちで、思いきり泣くほうが心がスッキリします。

心をリラックスさせる「笑活」

- 疲れていたり落ち込んでいるときにもつい笑ってしまう、自分の「笑いのツボ」をみつけよう。落語やお笑いコント、バラエティ、コメディドラマ、動画など。

- トイレに行ったついでに、お化粧直しのついでに、鏡をのぞいてニッコリ笑顔を習慣にして。

- 作り笑いでも、免疫力を高めたりリラックスしたりする効果あり。口角を左右均等に上げ、目も笑うのがポイント。

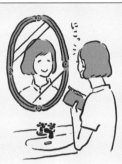

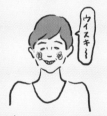

「笑い顔」を作るコツ

- 大きく深呼吸して体の力を抜き、リラックス状態にする。

- 頭の中で楽しいことや嬉しいことを思い浮かべる。家族や恋人、友人、好きなアイドル、ペットなどのほっこりする表情を浮かべても。

- ゆっくり息を吐きながら、口角を上げる。口角が上がりづらいときは「ウイスキー」や「キムチ」というと口角が自然とアップ。

楽しいから笑うのではなく、笑うから楽しいのだ！

心を浄化する「涙活」

- 涙活はただ泣くだけ、涙を流すだけよりも、心を動かされたときに流す「情動の涙」のほうが効果的。

- ストレス発散の1つとして、「涙活」を習慣にするために、自分の「泣きのツボ」をみつけよう。映画や動画、音楽、小説やマンガなどを探しておく。

- 泣ける場所を作っておこう。他人がいると恥ずかしくて泣きづらい人は、お風呂などの個室空間がおすすめ。

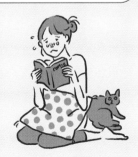

Yojyo

095

「得体の知れない
不安感」

 人は話を聞いてもらうことで「安心感」を得ることができます。
言葉にすることで、自分の気持ちや悩みの問題点も整理できます。
悩みや不安をため込み過ぎないように、適度にアウトプットしましょう。

 口にした言葉、耳にした言葉が、心身へ大きな影響を与えていると
考えられます。大事なことは自分へも人へも、
プラスの言葉をかけることで、マイナスな言葉は避けて。
とくに子どもに対しては、照れるくらい褒めてあげましょう。

 話すことは、「痛み」に対しても効用があるとされています。
痛みを感じる「閾値（いきち）」は、一般に女性のほうが高い（痛みに強い）と
いわれます。その閾値を上げるは「会話、触れ合う、笑う、熟睡」
などで、痛みがやわらぎます。逆に閾値を下げるのは
「疲労や不安、不眠、恐怖、悲しみ」などで、痛みが強くなります。

 人と人がスキンシップすることは、心をつなげるタッチケアです。
①ストレスの軽減　②幸福感を得る　③血圧の上昇を抑える
④心臓の機能を高めるなど、様々な効果があるとも。
マッサージや手を握ったり、電話での会話でも。身近な人がつらい
ときは、背中をさすって声をかけて、心をほぐしてあげましょう。

「話す」&「スキンシップ」で心ケア

Do!

「自分褒め」を習慣にして

- 1日に1回以上、小さなことでも自分を褒めよう。上司と笑顔で話せた、目玉焼きがきれいに焼けた、スマホできれいな写真が撮れたなど、何でも。
- 自己評価が高くなると、他人も認められるようになって、人間関係が良好に。

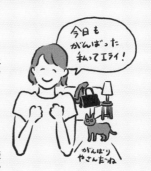

悩み、心配を打ち明ける場を持つ

- 家族や恋人などのデリケートな話は、SNSや電話相談を活用するのも手。ただ打ち明けるだけなら愛猫や愛犬、植物やぬいぐるみを相談相手に見立てても。

小さなムカつきは口から出す

- 不満など体の「内」にあるストレスを、意識的に自分の「外」にだそう。ただし、ネガティブな言葉をだすときは、他人を巻き込まずに、自己完結しよう。カラオケや車の中などで思いきり不満を声にだして、ストレス発散を！

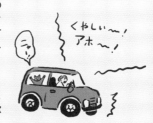

大声で気分を晴らして

- 怒りやモヤモヤが膨らみ続けるときは、大声をだすことで気を流すのも1つの方法。カラオケやお風呂で歌を歌って気分を紛らわして。

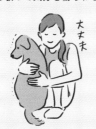

ペットなども地震などのときは抱っこしたり背中をなでて、少しでも安心させてあげよう。

不安なときは「背中」をさすって

- 背中は感情の高ぶりの影響をとても受けやすいところ。背中をさするだけでストレスホルモンが低下し、怒りや不安、興奮を落ち着かせる効果がある。
- 身近な人が病気や災害などで辛かったり不安そうなときは、いつも以上に愛情を込めて、やさしく背中をさすってあげよう。

096

「呼吸が浅い」

 呼吸は吸うことで、自然界のきれいな空気「清気（せいき）」を吸い込み、
吐くことで体内の汚れた空気「濁気（だくき）」を吐きだします。
呼吸には体のデトックスの効果もあるのです。

 呼吸はそのときに自分が置かれている状態を知る
1つの目安になります。くつろいでいるとき、
幸せなときは呼吸は深くゆったりとしています。
ストレスや緊張が続いて心身が戦闘モードに入っていたり、
不安なときは呼吸が浅く、速くなりがちです。そんなときは、
まず「呼吸をゆっくりする」(右ページ)ことを意識してみましょう。

 疲れやストレスを解消したい、またはプレゼン前などで
自分のマインドを変化させたいとき、呼吸が役立ちます。
呼吸が浅くなっていたら「深呼吸」(右ページ)を意識して
何度か行うと、リラックスして、自律神経も整ってきます。

 深呼吸は自分を落ち着かせたいときなど、
1日に何度行ってもOK。
「肺」と「腎」のトレーニングとしても有効です。
酸素をしっかり吐いて吸うことで、肺も腎も鍛えられます。

日常的な呼吸を整えるコツ

呼吸をゆっくりする

「吐ききる」を意識して、マインドチェンジ。

① 呼吸の速さを自覚して、余計な力を抜く。

② まず息を吐ききることを意識する。

③ 呼吸を繰り返し、吐く息を、吸う息よりも長くする。

④ 吐くたびに「ゆっくり、ゆっくり」と心の中でつぶやこう。

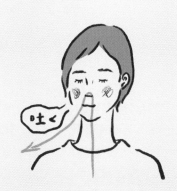

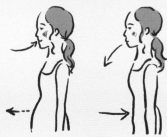

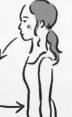

腹式呼吸で深呼吸をする

横隔膜を使った腹式の深い呼吸で、くつろぎモードに変える。

① おへその下に手を当てて、目を閉じる。

② 呼吸の音を聞きながら、一度鼻から息を吐ききる。

③ 鼻から息を吸って、お腹を膨らませる。

④ 鼻から息を吐きながらお腹をへこませ、鼻から吸ってお腹を膨らませる。

⑤ ゆっくり鼻から吐いて鼻から吸う、を丁寧に繰り返す。

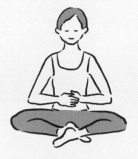

● イスに座っても、布団の中でも、自分が落ち着けるところでできればOK。

● 力が抜けないときは、大あくびをすると全身がほぐれる。

● イライラが募るときは朝一番のきれいな空気でゆっくり呼吸しよう。

097

「緊張しやすい」

 呼吸を大切にするヨガや太極拳などの教えでは、
呼吸の仕方やイメージを必ず意識します。
"なんとなく呼吸"せずに、体と心が１つになるような
イメージを意識して呼吸するとリラクゼーションの感覚が
より深まります。ゆっくり吐いて吸って、
全身に酸素や栄養が届いているイメージを意識して。
１日のうちでほんの数分、自分の呼吸と向き合ってみてください。

 いろんな呼吸法がありますが、
ストレス解消におすすめの呼吸法が「片鼻式呼吸法」(右ページ)です。
鼻からの呼吸を交互にするヨガの呼吸法の１つ。
理性と感情のエネルギーバランスが整い、
深い安堵感をもたらす効果が期待できます。

 世界中で人気なのが「４-７-８呼吸法」(右ページ)です。
簡単に誰でも行えて、不安感を軽減し、
睡眠の質を高める効果が期待できます。
この呼吸法は簡単な瞑想方法の１つで、
深い呼吸が副交感神経の働きをアップさせて、
リラックス効果が高いものです。

心がくつろぐ、おすすめ呼吸法

片鼻式呼吸法

左右の鼻を交互に変え、ゆっくり呼吸を通すことで、左右の神経バランスが整い、くつろぐ呼吸法。

① 目を閉じて、まず両方の鼻から息を吐ききる。

② 右鼻を指で軽く押さえ、左鼻でゆっくり息を吸う。

③ 左鼻を指で軽く押さえ、右鼻からゆっくり息を吐く。

④ ゆっくりと深く、片鼻で吸って、もう片側の鼻で吐くという呼吸を続ける。
これを4セット繰り返す。

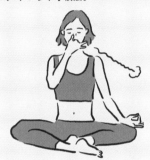

鼻を押さえる指は軽い力で。

4-7-8呼吸法

4-7-8の一定のカウントで呼吸して、短い時間でスローダウンした状態に導く、くつろぐ呼吸法。

① 目を閉じて、両手は膝の上におく。

② 鼻から4カウント息を吸い、7カウント息を止める。

③ 口から8カウント、ゆっくり息を吐ききる。
これを4セット繰り返す。

● 気持ちを切り替えたいとき、落ち着きたいときに行おう。

● 心配ごとはいったん手放して、呼吸に集中してみて。

● イスに座って、布団やお風呂の中など、自分が落ち着けるところであればどこでもOK。

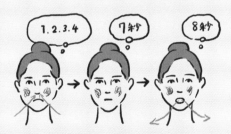

心の中でカウントしながら呼吸をして。7、8秒が難しいときは、5、6秒でも。無理のない長さでOK。

098

「生活リズムの乱れ」

 太陽は生命の活動源であり、人間もエネルギーを保つためには、
お日様から陽気をいただく養生が必要です。
とくにアレルギー性鼻炎、気うつ、虚弱体質、不眠、
病後の回復期の人は、積極的に日光浴すると体が温まって、
心身を整えてくれます。

 太陽の光を浴びることで分泌される「セロトニン」は、
「幸せホルモン」とも呼ばれるもの。
日光浴をすると、このセロトニンの分泌が増えて
幸福感や満足感が得られやすくなります。
最近マイナス思考になりがちという人は、
晴れた日に太陽の光を浴びましょう。

 太陽の光には体内時計をリセットする役割があります。
朝一番に、太陽の光を浴びることで、体に朝が来たことを知らせます。
朝の光でスイッチが入り、夜になると睡眠を促すホルモンが
分泌され、自然と眠たくなる仕組みになっています。

 自律神経が乱れたときは、体内時計のリズムを整えるのが有効。
不眠などが起きるメンタル不調が気になり始めたら、
まず朝日を浴びましょう。

生活リズムが整う日光浴

Do!

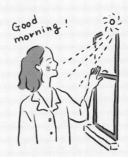

「朝日を浴びる」を習慣に

- 朝起きたらまずカーテンを開け、「朝日を浴びながら深呼吸」を習慣に。朝日が体内時計のスイッチになって、1日のリズムを刻み始める。

- 洗濯物を干しながらお日様を浴びてもいいし、脳のパフォーマンスアップも兼ねてウォーキングしながらの日光浴もおすすめ。

空気が澄んでいる朝の光を浴びよう。

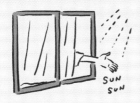

夏の強い太陽パワーを摂り入れて、疲れづらい体に。

真夏は手のひらで日光浴してもOK

- 紫外線の影響が気になる人は、手のひらを太陽の光で温めても。手のひらはメラニン色素が少ない部位。日焼けを最小限に抑えて太陽の効果を得られる。

- 肌が弱い人や日焼けしやすい人は、日傘や窓から手だけをだして太陽に向けて。

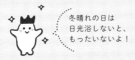

冬晴れの日は日光浴しないと、もったいないよ！

冬の日向ぼっこは背を温めて

- 中国では「冬の日光浴には、人参湯（元気が出る漢方薬）を飲むのと同じような効果がある」とも。

- 秋から冬は日照時間が減るため、気うつにもなりがち。気分が沈みがちな人は、冬季は10～20分の日光浴がおすすめ。

- とくに寒い日は背中で日向ぼっこして。背中にはツボが多く、「督脈」という体の陽気を集めた経絡が通っていて、背中を温めると全身が温まる。

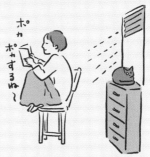

窓辺にイスを置いて背を向けてまどろむだけでもOK。

「体調管理に自信がない」

 入浴前後に、自分の体に触れる習慣をつけましょう。
日常的に体に触れることで、変化に気づきやすくなります。
不調が悪化して病気になる前に、
早め早めに対応して改善ができます。

 手で触れることで、体のコンディションを把握しやすくなります。
手は目で見ているとき以上に情報を集めます。
「肌がカサついている」「お腹が冷えている」などと、
自分の体の状態を客観的に知ることができます。

 日々の体調や心の変化を、簡単で良いのでメモをしておくと、
自分に合った養生プランを考えやすくなります。
とくに女性は女性ホルモンのゆらぎがあり、
生理前後や天気、ストレスなどを含めて、
「体調ノート」(右ページ)に気づきを記しておくと、
どういう状態のときに自分が不調になるのか、
予測しやすくなります。

入浴前にボディチェック

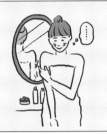

- 服を脱いだ裸の状態で、全身を頭の先から足の先まで手で触れてみて。
- お尻、ふくらはぎ裏など、普段気づきにくいところも触ると湿疹やむくみなどに気づける。

体に触れて体質チェック

Do! 体に触れることでわかる、中医学の体質チェックをしてみよう。

触れてチェック① 胸の下

過度なストレスで気が滞っている「気滞」チェック

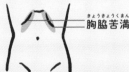

きょうきょうくまん
胸脇苦満

図の（肋骨下〜みぞおちあたり）を指で押して、張りやイヤな感じがある場合は、過度なストレスがある気滞サイン。

ゲップ、おならが多いなど身体的症状やイライラなどの精神的症状がみられることも。

触れてチェック② 足の付け根

ドロドロ血で血の巡りが滞っている「瘀血」チェック

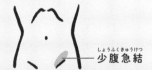

しょうふくきゅうけつ
少腹急結

図の（左足の付け根あたり）を指で押して、イヤな感じや痛みのある場合はドロドロ血の瘀血サイン。

手足の冷え、顔色のくすみがみられることも。ここが痛い人は体を冷やさないで。

Do! 体調ノートをつけてみよう

- 書き方は自由に、体調面で気になったことをメモ。スケジュール帳に記入するなど負担にならない程度に。
- 「冷え」「肌荒れ」など、改善したい不調をテーマにしてメモしても。

項目例
□今日の体調 　（気になるところ） □体温 □睡眠時間 □生理

体調ノート

「生理の日＝★」「外食した日♥」など自分にわかるマークにして書きとめても。

100

「リラックスできない」

 入浴で体が芯から温まることで、リラックス効果、良質な睡眠の促進、
免疫力アップや冷え症など、不調の改善に大いに役立ちます。
血の巡りが良くなり新鮮な血液が全身をかけ巡って、
ドロドロ血がサラサラに変わることも。
これは全身浴の効果で、シャワーだけだと効果は下がります。

 お風呂の温度によって、体への効果は変わってきます。
40℃前後のぬるめの湯は、リラックスした状態になって
副交感神経が優位になり、脈拍はゆっくりして、内臓の働きが
活性化して消化が促されます。42℃以上の熱い湯に入ると、
戦闘モードをつかさどる交感神経が高ぶり、脈拍は早まり、
筋肉は緊張します。つまり寝る前に熱いお風呂に入ると、
神経が高ぶって寝つきが悪くなりがちです

 疲れている日の入浴なら、「熱い湯でスッキリ」や、
「半身浴でゆっくり」が体に良いと思われがちですが、じつは逆。
汗をかくと汗と一緒にエネルギーである
「気」も流れてしまうのでご注意を。
普段から疲れやすいタイプ、貧血や生理の量が少ないタイプの人は、
たくさん汗をかく長風呂（とくに熱めのお風呂）、
半身浴、岩盤浴、サウナなどは養生的にNGです。

心と体をいたわる入浴のヒント

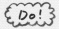

リラックスしたい入浴には

- 40℃前後のぬるめのお風呂に、10〜30分ほどゆっくり浸かろう。
- 入浴から30分〜1時間後に、心地よい眠気に誘われる。

活動モードを高める入浴には

- 42℃以上の熱めの湯に浸かったりシャワーを浴びるなら、朝がおすすめ。
- 眠気モードから活動モードに切り替わるので、朝から体の活動性が高まることに。
- ただし浸かり過ぎると体の負担も大きいので、無理はしないで、10分以内に。

湯船から上がるタイミングは

- 顔が汗ばんできたら、体が十分に温まったサイン。
- のぼせたり汗をかき過ぎないように、お風呂から上がる体を洗うなどしてクールダウンして。

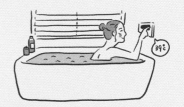

NG

- 水分が失われる入浴後には白湯か常温の飲み物を。
- とくにお風呂上がりのビール一気飲みは危険。ビールには利尿作用があるので、水分補給にならず、かえって脱水を起こすので注意。

熱いサウナ→冷水ドボンも体への負担大だよっ！

血流を良くするシャワーは

体温より少し高め、37〜38℃に温度設定したシャワーで、リンパ節のあるところを順に温めよう。

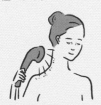

温める順番例
① 脇の下
② 耳のすぐ下
③ あごの下、鎖骨
④ 後頭部（うなじ）
⑤ 肘の裏側
⑥ お腹まわり
⑦ 太ももの付け根
⑧ 膝の裏側

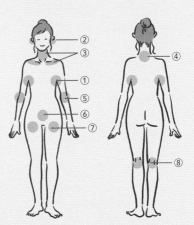

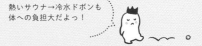

中国伝統の医学 中医学について

「中医学」は「漢方」と違う?

　中医学は、東洋を起源とする伝統医学「東洋医学」の1つで、中国古代の哲学に影響を受けた生理学、病理学、薬学などの理論をベースにした、数千年にわたる先人たちの膨大な経験的医学です。

　この中国伝統の医学が、7世紀に日本に伝わって独自に発展したのが漢方です。

　日本の漢方の特徴は、その診断法で、症状群（証）と処方（方）が一対をなすものと考え（方証相対）、パターン化している点にあります。

簡単にいうと、すごい名医たちの経験と
英知がギュッと詰まっているのが中医学。
　その治療法は、「弁証論治（べんしょうろんち）」
といい、症状だけをみず、普段のその人の
体質の特徴を捉えることに焦点を当てま
す。そのうえで根本の原因を正しつつ、症
状にも目を向けるといった理論体系が整っ
ている医学なのです。

　西洋医学は科が細分化されており、部分
的に詳しく診断することができ、様々な検
査により病気を多面的にとらえることがで
きますが、検査で異常がみつからないと
き、どんなに症状がでていても病気ではな
いと診断されてしまいます。

　対して中医学は、体全体のバランスを考
えて不調を整えますので、今起こっている
症状だけをみるのではなく、その人の生活
や体調、食事、病歴などをトータルに捉え
て立て直す手立てを考える医学です。
　何よりわずかな不調がある「未病」の状
態でしっかり治療する、「予防医学」が得意
であり、今の時代に向いているといえるで
しょう。

体質チェック あなたの

気虚 タイプ
（元気不足）

気（エネルギー）が不足している状態。体を温めることができずに冷えを感じやすい。血も不足している人が多い。

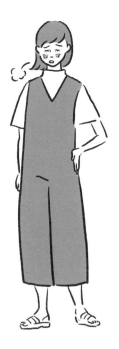

不調のチェック項目

- □ 疲れやすい
- □ 朝起きられない
- □ ダルさがとれない
- □ 冷え症（とくに手足が冷たい）
- □ 息切れしやすい
- □ 汗をかきやすい
- □ 集中力が持続しない
- □ 食後に眠くなる
- □ 胃腸が弱く、下痢しやすい
- □ 風邪をひきやすい

舌の特徴

- □ 舌の縁に歯型がある
- □ 色は薄め、形はぽてっと腫れぼったい

おすすめ養生

Food

- 米類、豆類、肉類、カボチャ、にんじん、山いも、さつまいも、トウモロコシ、ほうじ茶、紅茶など。
- スープや鍋物など温かく消化がいい物。生野菜は火を通して。

NG

- 唐辛子などのスパイスは汗とともに気が流れるので注意。
- 甘い物、乳製品は避けて。

Do!

- 睡眠時間は十分に。寝不足に注意。
- 無理のない範囲で体を動かして。心地いい場所で深呼吸を。
- 食事はよく噛んで、食べ過ぎに注意。

不調はどのタイプ？

気滞タイプ
（きたい）

タイプ

（ストレス、イライラ）

気の巡りが停滞すると、イライラ、不安がでやすい。体の不調だけでなく、精神面の不調があらわれやすい。

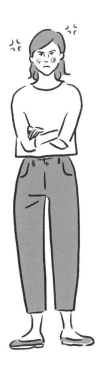

不調のチェック項目

□ 怒りっぽく、いつもイライラしている
□ 情緒が不安定
□ ゲップ、おなら、ため息が多い
□ 下痢や便秘を繰り返す
□ PMS（月経前症候群）、生理前に不調がでやすい
□ お腹や胸、頭が張るように痛い
□ 喉がつまったような感覚がある（梅核気）
□ 寝つきが悪く、途中で目が覚める
□ 緊張やストレスがかかると体調が悪くなる
□ 食欲にムラがある

舌の特徴

□ 両側が赤い
□ 真ん中が白い、または
　舌苔が黄色い

おすすめ養生

Food

● 三つ葉、紫蘇、セロリ、パクチーなど香味野菜、レモン、オレンジなど柑橘類、ジャスミン、カモミール、ミントなどハーブ類のような香りの良いもの。

● 腹八分目にして。ストレス食いの傾向があるので食べ過ぎに注意。

NG

● イライラ、ストレス、疲れはため過ぎない。

● 不規則な生活は避けて。

Do!

● 体を動かして、汗をかく。

● 仲のいい家族、友人、恋人と話す。

● 大きな声で歌ったり、笑ったり泣いたりしてストレス発散。

● 髪をブラッシング、頭をもんでマッサージ。

血 虚
けっきょ

タイプ
（血液不足）

心と体の栄養になる血が足りず、肌や髪の乾燥、眠りが浅い、不安感が強くなる。生理や出産などで血を消耗する女性に多い。目の使い過ぎ、少食や偏食の人も注意。

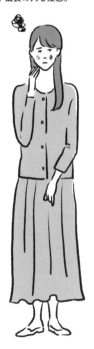

不調のチェック項目

- □ めまいや立ちくらみがする
- □ 顔色が悪く、蒼白
- □ 眠りが浅い
- □ 考えがまとまりにくい
- □ かすみ目、疲れ目
- □ 爪が割れやすい
- □ 不安感が強い
- □ 乾燥肌
- □ 実年齢よりシワが多く、老けて見られやすい
- □ 髪が細く、抜けやすい

舌の特徴

- □ 舌の色が薄い
- □ べーっと舌をだしたときにピクピク動いてしまう

おすすめ養生

Food

- トマト、いちご、クコの実、ナツメなど「赤い食材」（P.247）、黒ごま、黒キクラゲ、ひじき、海苔など「黒い食材」（P.247）、緑黄色野菜、レバー、ほうじ茶、紅茶など。

NG

- PCやスマホなどで目を使い過ぎない。
- 激しい運動や長風呂などで大量に汗をかき過ぎない。

Do!

- 睡眠を大切に、夜更かしは避けて。
- ヨガやストレッチなどゆっくり体を動かす。
- 考え過ぎや悩み過ぎで、血を消耗しない。

不調はどのタイプ？

＊チェック3つ以上あれば該当。
＊タイプは1つに限りません。

瘀血
おけつ

タイプ

（ドロドロ血）

血の巡りが悪い状態で、老廃物がたまりやすくなり循環器トラブルも。冷えやストレスが多い、運動不足の人がなりやすい傾向。

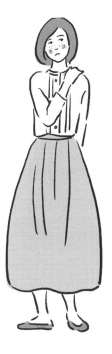

不調のチェック項目

☐ 頭痛（ほぼ毎日、刺すような激痛）
☐ 肩こり（いつも決まった場所がこる）
☐ 生理痛（前半に塊がでる、寝込むほどの激痛）
☐ 顔色のくすみ
☐ 目の下にクマができやすい
☐ シミやそばかす、あざができやすい
☐ 手足が冷える
☐ ごつごつしたニキビ跡がある
☐ マッサージによく行き、行くとラクになる
☐ 唇、歯茎、顔色が暗い

舌の特徴

☐ 舌が紫暗色
☐ 斑点がある
☐ 舌の裏には静脈が
　2本ボコっと浮き
　上がっている

おすすめ養生

Food

● 玉ネギ、ニラ、らっきょう、ニンニク、黒キクラゲ、生姜、カニ、アジやサバなどの青魚、桃、黒糖を入れた紅茶など。

NG

● 脂っこい物、味の濃い物、冷たい物は控えめに。

● 運動不足、同じ姿勢でいたり座りっぱなしは避けて。

Do!

● 体を冷やさない。夏でも冷房の部屋では靴下やブランケットで下半身を温めて。

● 体を意識して動かす。仕事中に1時間おきに立ち上がり肩まわし。朝夕の散歩など。

陰虚
いんきょ

タイプ
（潤い不足）

体に必要な潤いが不足すると、体内の熱を冷ますことができなくなり、のぼせやほてり、微熱などの症状がでやすくなる傾向。

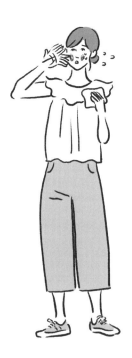

不調のチェック項目

☐ のどが乾きやすい
☐ 手のひらや足の裏が熱い
☐ 寝汗をよくかく
☐ 動悸
☐ めまい、かすみ目
☐ 頬が赤くなりやすい
☐ 微熱っぽい
☐ 痩せ型
☐ ほてりやのぼせを感じることが多い
☐ 便秘か、コロコロうんち

舌の特徴

☐舌にヒビが入っている
☐色は赤く、形は薄く小さい、表面は乾いている
☐苔はない（あるいは少ない）

おすすめ養生

Food

● ぶどう、梨、スイカ、トマト、みかん、レモンなど甘味と酸味を合わせた味のもの。豆腐、白キクラゲ、ゆり根、卵、豚肉、はちみつ、牛乳など「白い食材」（P.247）。

NG

● 激しい運動や長風呂、半身浴など大量に汗をかくことは避けて。
● 辛過ぎる物、熱過ぎる物、お酒の飲み過ぎは潤いを損なうので避けて。

Do!

● なるべく23時までに寝床に入る。睡眠充実で潤いチャージ。
● しっかり休息、イライラし過ぎず、ゆとりある生活を。
● よく噛む食べ方を意識。一口目は30回噛んで食べて、胃腸の元気を保って。

不調はどのタイプ？

＊チェック3つ以上あれば該当。
＊タイプは1つに限りません。

痰湿（たんしつ）タイプ
（水はけが悪い）

水分代謝が悪く、むくみやすい。体にたまった余分なものを体外に排出しようとして吹き出物や下痢などの症状が起こりやすい傾向。

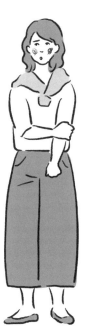

不調のチェック項目

- □ 全身が重だるい
- □ 手足がむくみやすい
- □ 肥満、または水太りで体がぷよっとしている
- □ めまい、吐き気
- □ 雨の日に体調が悪い
- □ 胃がむかむかしやすい
- □ 甘い物、脂っこい物、おいしい物が好き
- □ 胸のつかえ感や痰がよくでる
- □ 食欲がなく、味がしない
- □ 下痢や軟便が多い

舌の特徴

- □ 苔が厚い
- □ 形はボテっと大きめ

おすすめ養生

Food

- ● ゴボウ、大根、白菜、レタス、もやし、昆布やワカメの海藻類、タケノコ、きのこ類、ハト麦、ウーロン茶、プーアル茶など。

NG

- ● 脂っこい物、味の濃い物、冷たい物を摂り過ぎない。水分過多に注意。
- ● お酒に刺身など冷たい物を合わせない。

Do!

- ● ランニングや階段の上り下りなど少し激しい運動で適度に汗をかく。
- ● 腹八分目、あっさりした温かい和食を心がける。

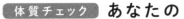

陽虚
ようきょ
タイプ
（寒がり）

体を温める力が不足している、寒がり。いくら内外から体を温めてもなかなか温まらない状態。体のいろんなところで機能低下がみられる傾向。

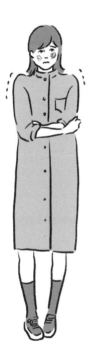

不調のチェック項目

☐ 寒がり
☐ 寒い日やクーラーにあたると体調が悪くなる
☐ お腹や腰まわりを触ると冷たい
☐ 明け方に下痢しやすい
☐ 下半身が冷えやすい
☐ 顔色が青白い
☐ 夏でも温かい物を欲しがる
☐ 動悸、息切れしやすい
☐ トイレが近い
☐ 夏でも寒がる

舌の特徴

☐ 色は白っぽい
☐ 苔も白っぽい

おすすめ養生

Food

● ラム肉、牛肉、鮭、エビ、シナモン、こしょう、にんにく、ネギ、生姜、ニラ、プーアル茶、生姜紅茶など。

NG

● 体を冷やす服装。冬場のスカートや短い靴下は避けて。

Do!

● とにかく体を温める。腰やお腹にカイロを貼る。夏でも温かい飲み物を飲む。
● 活発に動いて、じっとし過ぎない。筋トレや好きなスポーツなどで運動習慣を持つ。
● シャワーではなくお風呂にゆっくり浸かる。

不調はどのタイプ？

*チェック3つ以上あれば該当。
*タイプは1つに限りません。

陽盛
（ようせい）

タイプ
（暑がり）

体に熱が過剰になっている状態で、暑がり。体が熱っぽい症状は陰虚タイプと似ているが、潤いは不足していない。

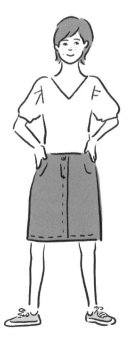

不調のチェック項目

☐ 暑がり
☐ 口臭や体臭がきつい
☐ 便やおならが臭い
☐ 食欲旺盛で脂っこい食べ物が好き
☐ 汗をかきやすい
☐ いつも顔や目が赤い
☐ 口がよく渇いて、冷たい物を欲しがる
☐ 赤いニキビが出やすく、皮膚トラブルが多い
☐ 興奮しやすく、声が高く大きい
☐ 呼吸が荒い

舌の特徴

☐ 色は赤い
☐ 苔は黄色っぽい

おすすめ養生

Food

● トマト、きゅうり、なす、オクラ、冬瓜、スイカ、りんご、柿、バナナ、アサリ、ワカメ、そば、豆腐、緑茶など。

NG

● 脂っこい物や肉中心の食事、甘い物、アルコール、刺激物は控えめに。
● イライラをため過ぎない。頑張り屋さんが多いので、頑張り過ぎないように意識してブレーキをかけて。

Do!

● 無理のない範囲でランニングなどしっかりした運動を習慣に。
● あっさりした味つけの料理をよく噛んで食べて。
● 半身浴や足湯にゆっくり浸かる。

五行色体表

中医学には、自然界にあるものを5つの属性に分ける「五行思想」があります。

下の図の「五行色体表」は、「五行」によって5つに分類された様々なカテゴリーを表にまとめたものです。この色体表は縦にみていきます。人間の五臓を中心に、関係が深い季節や体の部位、それぞれの臓腑が弱る原因や病んだときにあらわれる症状などを示した一覧です。

自分の不調があるところをチェックしてみると、養生のヒントになるかもしれません。

五行	木	火	土	金	水
五臓	肝	心	脾	肺	腎
五腑	胆	小腸	胃	大腸	膀胱
五竅	目	舌	口	鼻	耳
五味	酸	苦	甘	辛	鹹
五主	筋	血脈	肌肉	皮毛	骨
五志	怒	喜	思	悲	恐
五色	青	赤	黄	白	黒
五華	爪	顔	唇	毛	髪
五季	春	夏	長夏	秋	冬

五色の食材

※ 各食材の作用はあくまでイメージとしての記載。

食材を五臓との関係に五色に分類した表です。本書の症状の改善に、たびたび登場する「赤い食材」「黒い食材」「白い食材」などについて、具体的に摂り入れる食材の参考としてください。

黒い食材（腎）
補腎作用
（アンチエイジング）

黒豆　黒米　黒ごま
黒キクラゲ　ゴボウ　なす
コンニャク　椎茸　しめじ
イカスミ　アサリ　海苔
ヒジキ　ワカメ　昆布
もずく

緑の食材（肝）
清熱作用
キャベツ　レタス　小松菜
ほうれん草　菜の花　三つ葉
セロリ　春菊　水菜　ニラ
山菜　アスパラガス　きゅうり
枝豆　ピーマン　ブロッコリー
キウイ　緑茶

白い食材（肺）
潤い作用
白米　麺類　白キクラゲ　白ごま
白菜　大根　カブ　蓮根　ゆり根
玉ネギ　ネギ　豆腐　鶏肉
白身魚　鰻　イカ　タコ
カニ　りんご　梨

赤い食材（心）
補血作用
トマト　にんじん　赤カブ
赤パプリカ　牛肉・豚肉の赤身
レバー　鮭　エビ　タコ
マグロ　カツオ　クコの実
いちご　さくらんぼ　スイカ
赤ワイン　ココア

黄の食材（脾）
補気作用
カボチャ　じゃがいも
さつまいも　タケノコ
大豆　油揚げ　トウモロコシ
生姜　卵　味噌　銀杏　柿
みかん　桃　ナツメ
パイナップル

四性（五性）の働き

四性（五性）は食材の性質をあらわしたもので、「熱・温・涼・寒」の4つの性質と、体質を問わず1年を通して使いやすい「平性」があります。

熱性	体を温める力が強い。ラム肉、唐辛子、こしょう、山椒、シナモンなど。
温性	穏やかに体を温める。イワシやアジなど青魚、にんじん、カボチャなど。
涼性	穏やかに体を冷ます。大根、セロリ、梨、なす、レモン、ゆり根、緑茶など。
寒性	熱を冷ます力が強い。きゅうり、もやし、カニ、バナナ、スイカなど。
平性	温めも冷ましもしない。季節や体質を問わず体を養う。キャベツ、いも類、はちみつ、卵など。

時間ごとに対応する体の部位

　体の気や血は、1日の時刻の中で、それぞれに対応する臓腑を順番に巡って、全身をすみずみまで流れていると考えられています。

　中医学のその考えを一覧にしたものが、右の図「子午流注」です。子午流注の「子午」は「時刻」の意味です。

　特定の時刻になると、対応する臓器において気血の働きが活発になるので、その体のリズムに合わせて生活することで、養生もより効果が上がるとされており、いわば「時間医学」です。

　実際の生活時間とはちょっと異なるかもしれませんが、体のリズムを意識した、養生スタイルの1日の過ごし方を参考にしてみてください。

　もちろん、仕事や家事などが忙しいと、なかなかこの通りに実践するのは難しいかもしれません。ですが、「朝9〜11時は冷たい物を飲むのはやめよう」「19〜21時にお風呂に入ってみよう」などと、できる範囲で実践してみましょう。

「子午流注」
（しごるちゅう）

23時までに就寝して
胆が活性化する時間。この時間帯に睡眠がとれると、目覚めもスッキリして、肌艶が整う。

寝る前はリラックス
気血水の流れを調整する三焦が盛んに働く時間。食べ物や飲み物は控えて、リラックスして質のいい睡眠に入ろう。

入浴タイム
心を保護して、気血の流れを整える心包が活性化する時間。そろそろ寝る準備をして体を休ませよう。

夕食はこの時間に
腎精（生命エネルギー）を蓄える大切な時間。夕食をこの時間帯に食べて腎を養って。

仕事や勉強の効率アップ
膀胱が活性化する時間。トイレは我慢しないで。記憶力、判断力が増すので仕事や勉強に最適。

ほどよく水分補給
小腸の働きが盛んな時間。栄養の吸収力が高まる。適度に水分を摂って流れを良くしよう。

昼食と昼寝
心が活性化する時間。昼ごはんを食べて、食後に15分程度の昼寝をすると精神が安定する。

冷たい物は控えよう
脾の働きが盛んな時間。朝食べた栄養分を全身に行き渡らせる。冷たい物は脾を弱らせるので避けて。

朝食を食べよう
胃の働きが活発な時間。朝食をよく噛んで食べよう。胃腸の弱い人は温かい物にして。

スッキリお通じ
大腸が活発に働く時間。白湯を飲んで、この時間帯にお通じの習慣をつけよう。

朝の呼吸で1日をスタート
肺の働きが盛んな時間。朝の新鮮な空気を吸って元気に1日に始めよう。

しっかり熟睡
肝の働きが盛んな時間。この時間帯に熟睡できると、血液が浄化されメンタルや臓腑が整う。

三焦　胆　肝
心包　　　肺
腎　　　　大腸
　　　　　胃
膀胱　　　脾
小腸　心

23　1　3　5　7　9　11　13　15　17　19　21

ツボまとめMAP

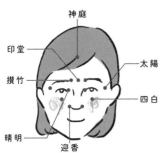

頭部

【神庭】（しんてい）脳の疲労回復(P.219) 鼻づまり、気持ちを落ち着かせる

【印堂】（いんどう）目の不調(P.61) 鼻づまり、不眠、頭痛

【攢竹】（さんちく）目の不調(P.61) ドライアイ、顔のむくみ、老眼

【晴明】（せいめい）目の不調(P.61) 眼精疲労、充血、ドライアイ

【迎香】（げいこう）鼻づまり(P.63)、花粉症(P.177) 鼻炎、顔面痛

【四白】（しはく）目の不調(P.61) まぶたのピクピク、目の下のクマ、頬の痛み

【太陽】（たいよう）目の不調(P.61) めまい

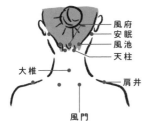

後頭部、肩

【安眠】（あんみん）不眠(P.53) 不眠

【風池】（ふうち）熱っぽい風邪(P.47)、花粉症 (P.177) めまい、頭痛

【天柱】（てんちゅう）自律神経を整える、慢性疲労(P.215) 頭痛、頭重、寝違え

【風府】（ふうふ）脳の活性化(P.219) 頭痛、首こり

【肩井】（けんせい）首・肩こり(P.103) 頭痛、めまい、冷え症

【大椎】（だいつい）風邪のひき始め(P.47) 頭痛、発熱、肩こり

【風門】（ふうもん）風邪のひき始め(P.47) 鼻水、鼻づまり、喉の痛み

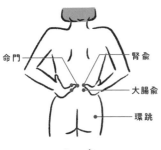

背部

【命門】（めいもん）冷え、婦人病(P.35) 足腰の重だるさ、腰痛、頻尿

【腎兪】（じんゆ）腰痛(P.103) 足腰の重だるさ、冷え症、むくみ

【大腸兪】（だいちょうゆ）便秘(P.161) 下痢、腰痛

【環跳】（かんちょう）腰痛(P.103) 足腰の重だるさ、お尻のこり

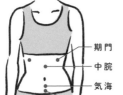

腹部

【期門】（きもん）下痢(P.159) 胃もたれ、二日酔い

【中脘】（ちゅうかん）胃腸の不調(P.135) 食欲低下、胃のむかつき、便秘、体の重だるさ

【気海】（きかい）疲労回復(P.27) 生殖器系のトラブル、胃腸の不調

【関元】（かんげん）生理痛(P.113) 精力減退、下痢

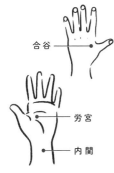

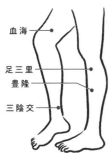

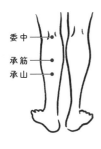

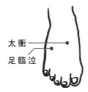

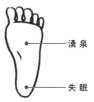

手

【合谷】脳の活性化(P.219)、花粉症(P.177)
ごうこく 　　歯痛、頭痛、目の不調、風邪のひき始め

【内関】乗り物酔い(P.149) めまい、二日酔い、吐き気、イライラ、胸やけ
ないかん

【労宮】ストレス(P.211)、多汗(P.129) 集中力アップ、緊張の緩和
ろうきゅう

足

【血海】冷え、婦人病(P.35) 月経痛、美肌効果
けっかい

【足三里】疲労回復(P.27) 胃腸の不調、足の疲れ、無病長寿
あしさんり

【豊隆】痰のからみ(P.77) 体の重だるさ、むくみ、めまい
ほうりゅう

【三陰交】冷え、婦人病(P.35) 足のむくみ、尿や胃腸のトラブル
さんいんこう

【委中】こむら返り(P.97) 腰や背中の張りや痛み、足のむくみ
いちゅう

【承筋】こむら返り(P.97) 腰や背中の張りや痛み
しょうきん

【承山】こむら返り(P.97) 腰や背中の張りや痛み、重だるさ、足のむくみ
しょうざん

足甲

【太衝】更年期(P.121) 頭痛、めまい、かすみ目、充血
たいしょう

【足臨泣】二日酔い(P.147) 自然に涙が出てくる、偏頭痛、婦人科疾患
あしりんきゅう

足裏

【湧泉】エイジングケア(P.123)
ゆうせん 　　疲労回復、下半身の冷え、気持ちを落ち着ける

【失眠】睡眠不足(P.53) 不眠解消
しつみん

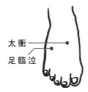

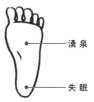

基本の押し方

①手の指の腹を使って押す。やや強め、ほどよい刺激を感じる程度の力加減で押す。

②ひと押し3〜5秒押す→休むを数分間、断続的に行う。

＊ツボを押すときにゆっくり息を吐き、指を離すときに息を吸う。
＊肩や手、足など左右対象にあるツボは、左右セットで均等に押す。

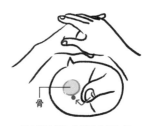

骨

骨の際を押し上げるように押すと、ズーンと痛気持ちいい感覚があれば、そこがツボ。

NG　力まかせに押すのではなく、体の反応を観察しながら押す。

押す以外のツボの刺激

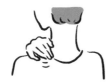

揉む・さする
手のひら、指全体で揉みほぐして。手を当ててさするだけでもOK。

ボールを使う
ゴルフボールやテニスボールの上に足裏などを乗せて転がしてツボを刺激する。

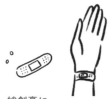

**絆創膏に
米粒を貼って当てる**
長時間ゆっくり刺激しておきたいツボは、米粒や小豆をツボに当たるように絆創膏で貼りつける。

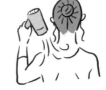

温める
ツボのあたりにカイロを貼ったり、ドライヤーの熱風で温めて。目のまわりは温タオルでやさしく温めても。

用語の補足&さくいん

この本に登場する、養生の用語についての説明と索引です。
＊本書の養生を理解しやすいように簡略な説明としています。

あ

陰虚(いんきょ) …… 潤いが不足している状態。→P.242

衛気(えき) …… 生命を維持している「気」の一種であり、人間にとって大切なバリア機能や免疫力にまつわるもの。→P.8〜11

瘀血(おけつ) …… ドロドロ血で流れにくい状態。血が滞っている。→P.241

温性(おんせい) …… 食材の性質。穏やかに体を温める。→P.247

か

外因(がいいん) …… 体の外の環境、自然の気候などからもたらされる病気の原因。外因の六気「風・寒・暑・湿・燥・火」が邪気となり、体に悪影響を与えて病を招く。

肝(かん) …… 五臓の１つ。血液を貯蔵。感情をコントロール。→ P.20

寒邪(かんじゃ) …… 冬の寒さ、夏の冷房がもたらす邪気。

寒邪直中(かんじゃじきちゅう) …… 寒冷の環境や冷たい飲食物の摂り過ぎで、臓腑に直通する状態。

寒性(かんせい) …… 食材の性質。熱を冷ます力が強い。→P.247

肝斑(かんぱん) …… 頬に生じることが多いシミの一種。→P.82

甘味(かんみ) …… ホクホクした自然な甘い味。→ P.132

鹹味(かんみ) …… 塩辛い味のこと。→ P.133

気(き) …… 目には見えないが、人が生きるために必要な活動を支えるエネルギー。→P.12〜17

気虚(ききょ) …… エネルギーが不足している状態。元気不足。→P.238

気滞(きたい) …… 気の巡りが悪い状態。イライラしがち。→P.239

虚(きょ) …… 体に必要なものが不足している状態。

苦味(くみ) …… ゴーヤのように苦い味。→ P.132

経絡(けいらく) …… 体の中と外を繋ぐ元気や血の通り道。

血(けつ) …… 血液および、血液によってもたらされる栄養。→P.12〜17

血虚(けっきょ) …… 血(栄養)が不足している状態。血の働きが弱まっている。→P.240

血余(けつよ) …… 血の余りの意味で、中医学では「髪は血余」とされる。→P88

五悪(ごあく) …… 五臓の嫌う外気の性状。心は熱を悪(にく)み、肺は燥を悪み、肝は風を悪み、脾は湿を悪み、腎は寒を悪む。→ P.202

五華(ごか) …… 「五臓の栄」ともいわれる。五臓の栄養状態が外見にあらわれやすい「爪・顔・唇・毛・髪」の５つ。→ P.246

五季(ごき) …… 季節を五臓と対応する「春・夏・長夏・秋・冬」の５つに分けたもの。→ P.246

五竅(ごきょう) …… 五感の機能を五臓と対応する「目・舌・口・鼻・耳」の５つに分けたもの。→ P.246

五行(ごぎょう) …… 物事や物事の性質を、自然界にある５つの属性「木・火・土・金・水」に分類して、相互の関係を解釈する考え方。中医学の基本理論「五行説」に基づく。→ P.246

五志(ごし) …… 人の感情の動き、情感反応を五臓と対応して「怒・喜・思・悲・恐」の５つに分けたもの。→ P.246

五主(ごしゅ) …… 五臓の調子が悪いと何らかの症状がでやすい「筋・血脈・肌肉・皮毛・骨」の5つ。「五体」ともいわれる。→ P.246

五色の食材(ごしきのしょくざい) …… 食材を五臓との関係において五色「緑(青)の食材・赤い食材・黄色い食材・白い食材・黒い食材」に分けたもの。→ P.247

五臓(ごぞう) …… 肝・心・脾・肺・腎のことだが、西洋医学の内臓とイコールではない。臓器だけでなく生命活動に必要な働きや広い機能として捉え、5つに分類されたもの。→ P.19～20

五臓六腑(ごぞうろっぷ) …… →五臓は「肝・心・脾・肺・腎」のことで、六腑は「胆・小腸・胃・大腸・膀胱・三焦」をいう。人の内臓全体をあらわす場合もある。

五味(ごみ) …… 人が感じとる食材の味を「酸・苦・甘・辛・鹹」の5つに分けたもの。→ P.130～133

さ

白湯(さゆ) …… 沸騰させた湯を適温に冷ましたもの。→P.32～33

酸味(さんみ) …… 梅干しのような酸っぱい味。→ P.132

子午流注(しごるちゅう) ……「子午」は「時刻」の意味。1日24時間の中で、体の気や血が臓腑を順番に巡り、時間帯によって対応する臓器で気血の働きが活発になるという考え。→P.248

失気(しっき) …… おならのこと。→P.162

湿邪(しつじゃ) …… 梅雨時期などの湿気がもたらす邪気。→P.44、190

邪気(じゃき) …… 発病のもとになる病因のこと。→P.8～9

酒毒(しゅどく) …… 酒の飲み過ぎで体内にできた老廃物のこと。→P.146

暑邪(しょじゃ) …… 夏の暑さがもたらす邪気。→P.190

食滞(しょくたい) ……「傷食」ともいう。暴飲暴食・不潔な食物・冷たい食物や生ものの食べ過ぎなどで生じる急性の消化不良。→P.72

嗜眠(しみん) …… 過眠のこと。十分に寝ても眠くなる症状。→P.48

心(しん) …… 五臓の1つ。全身に血液を巡らせる。精神活動の維持をつかさどる。脈にも関わり、睡眠のリズムを調整。→ P.20

津液(しんえき) …… 血液以外のすべての体液(汗、唾液、胃液など)で、体を潤すもの。「水(すい)」ともいわれる。→P.12～15

辛味(しんみ) …… 唐辛子やネギのような辛さ。→ P.133

腎(じん) …… 成長、発育、生殖に関係。水分代謝の調整。→ P.20

精(せい) …… 生命の根本物質であり、気や血に変化して成長、老化、生殖、死に直接関わる。腎に貯蔵されるので「腎精」ともいわれる。

舌診(ぜっしん) …… 舌の色、形、舌苔(舌のこけのこと)の色など舌の情報から体の健康状態をみる、中医学の診断方法の1つ。→ P.70～71

臓腑(ぞうふ) …… 五臓六腑からなる内臓の総称。

た

痰湿(たんしつ) …… 余分な水分や滞った汚れ。むくみやすい。→P.243

中医学(ちゅういがく) ……「中国伝統医学」の略。古代中国の哲学を基礎に、西洋医学とは異なる理論で、生理学、病理学、診断学、薬学、治療法が構築された二千有余年の歴史を持つ伝統医学。→P.236～237

陳皮(ちんぴ) …… みかんの皮を乾燥させたもの。P.74～75

な

内因（ないいん）…… 自然界に存在する外来の病因ではなく、人の体の内から生じる病因。「怒・喜・思・憂・悲・恐・驚」の「七情」の過度や、飲食の不摂生が病を招く。

内熱（ないねつ）…… 体内に生じる余分な熱のこと。→ P.72

熱性（ねっせい）…… 食材の性質。体を温める力が強い。→P.247

熱毒（ねつどく）…… 熱の勢いが強い状態。→ P.80

は

肺（はい）…… 気・津液（水）を巡らせる。呼吸に関係。→ P.20

梅核気（ばいかくき）…… 喉の詰まった感じ、梅の種がつっかえたような違和感のある状態。→P.74

病因（びょういん）…… 病気の原因のこと。

風邪（ふうじゃ）…… 自然界に存在する邪気の1つ。他の邪気とくっついて悪さをする。→P.40〜45

扶正祛邪（ふせいきょじゃ）…… 不足しているものを補い、体にとって有害なものをとり除くこと。→P.165

脾（ひ）…… 消化吸収、肌や筋肉の生成に関係。→ P.20

肥甘厚味（ひかんこうみ）…… 甘い物や味が濃い物、脂っぽく脂肪分が多い食べ物のこと。→P.142

PMS（ぴーえむえす）…… 月経前症候群のこと。月経が開始する3〜10日ほど前から身体的、精神的に不快な症状をいう。→P.110〜111

脾虚（ひきょ）…… 飲食物をうまくエネルギーに変換できない状態。→ P.172

腐熟（ふじゅく）…… 飲食物を消化して、ドロドロの粥状に変化させる作用のこと。→P.136

平性（へいせい）…… 食材の性質。温めも冷ましもしない。季節や体質を問わず体を養う。→P.247

ま

未病（みびょう）…… 病気にはなっていない状態であるけれども、何らかの不調の自覚症状がある状態。

や

陽虚（ようきょ）…… 体を温める力が不足している状態。寒がり。→P.244

陽盛（ようせい）…… 体の陽（熱）が過剰になっている状態。暑がり。→P.245

ら

涼性（りょうせい）…… 食材の性質。穏やかに体を冷ます。→P.247

Staff

イラスト　くぼあやこ

デザイン　那須彩子（苺デザイン）

校正　　　鷗来堂、大谷尚子

編集構成　おおいしれいこ

編集進行　高見葉子（KADOKAWA）

心からの感謝を（敬称略）

生出拓郎　今井太郎　松本美佳

櫻井大典　杉山卓也　久保奈穂実　山﨑博文

いつもTwitterを見てくれている皆様

田中友也 たなかともや

鍼灸師、登録販売者、国際中医師（国際中医専門員）、メンタルヘルス・マネジメントII種資格保持。関西学院大学法学部卒業後、「イスクラ中医薬研修塾」にて中医学の基礎を学び、北京中医薬大学、上海中医薬大学などで研修。現在は兵庫県神戸市にある漢方相談薬局「CoCo美漢方（ここびかんぽう）」で日々健康相談にのる傍ら、Twitterで日々、時節に合った健康法をつぶやき、親しみやすいキャラクターで多くのファンを得ている。また、近年はオンラインでも中医学セミナーを開催し、わかりやすい解説で好評を博している。
著書に『CoCo美漢方 田中の 12か月のおいしい漢方』（扶桑社）がある。
Twitter：@mococo321

不調^{ふちょう}ごとのセルフケア大全^{たいぜん}

おうち養生^{ようじょう} きほんの100

2020年8月26日　初版発行
2023年9月10日　8版発行

著　者　田中友也^{たなかともや}
イラスト　くぼあやこ
発行者　山下直久
発行所　株式会社KADOKAWA
　　　　〒102-8177　東京都千代田区富士見2-13-3
　　　　電話0570-002-301（ナビダイヤル）
印刷所　凸版印刷株式会社